COMO DERROTAR LAS ENFERMEDADES INFLAMATORIAS

COMIENDO SANO

COMO DERROTAR LAS ENFERMEDADES INFLAMATORIAS

COMIENDO SANO

ERNESTO R. HASSAN

Número de Control de la Biblioteca del Congreso de los EE. UU.:   2011912801
ISBN: Tapa Dura   978-1-6176-4837-3
                                 Tapa Blanda   978-1-6176-4838-0
                                 Libro Electrónico   978-1-6176-4839-7

Este Libro fue impreso en los Estados Unidos de América.

Para hacer pedidos de copias adicionales de este libro, por favor contactar con:
Palibrio
1663 Liberty Drive, Suite 200
Bloomington, IN 47403
Para llamadas desde los EE.UU 877.407.45847
Para llamadas internacionales +1.812.671.9757
Fax: +1.812.355.1576
ventas@palibrio.com
323989

ÍNDICE

PRÓLOGO

LA INTENCIÓN DE todo el material presentado, no es más que hacer comprender al paciente o a quién tenga algún ser querido, algún amigo o solamente como información general detallada, de lo que representa la alimentación adecuada en la prevención y también en el tratamiento de alguna de las enfermedades que se describen en este libro.

He tratado de reflejar aquí todos lo problemas y dolores enfrentados por padecer de una enfermedad inflamatoria, como es la gota o hiperuricemia. Cada consejo que se presenta aquí, ha sido leído, conversado con alguien que sufre o sufrió de algún problema inflamatorio, sacado de algún libro que han escrito médicos e investigadores expertos en la materia y vertidos en estos relatos con el propósito de poder ayudar a miles de personas que han sufrido, están sufriendo o sufrirán alguna enfermedad inflamatoria.

Confíen en su médico, pero también confíen en cada uno de ustedes, porque la parte más importante es el paciente, ya que si somos disciplinados y perseveramos en lo que se nos aconseja, podremos sobrellevar esa carga tan pesada de vivir con una enfermedad inflamatoria.

Uno de los placeres que nos da la vida, es el comer, pero cuando eso se transforma en nuestro enemigo, aprendamos a combatirlo. Eso se logra queriéndose uno mismo, saber que si comemos tal o cual comida que nos gusta y que la comimos toda nuestra vida anterior, pero que en esos tiempos de juventud no nos hacia daño pero que ahora si, evitémosla. No es fácil, pero nuestro organismo no puede recibirla ahora . . . porque vendrá el dolor.

En uno de los libros que investigué, el Dr. Chilton dice "Usted es responsable de sus actos. Si quiere pedir en su restaurante favorito un gran trozo de carne de res asada al punto y jugosa, acompañada de esas patatas horneadas, bañadas con la famosa salsa de queso suizo, degustando un vino rojo 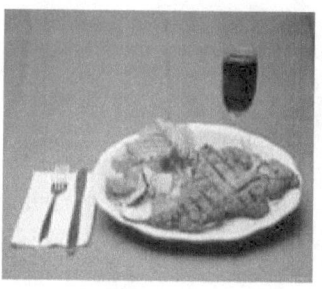 californiano . . . hágalo . . . pero prepárese para pagar la cuenta."

Ni el mesero, ni el chef que preparó tan exquisito y refinado platillo, ni los comensales que están a su alrededor, ni el portero tan elegantemente vestido con ese traje oscuro y esa gorra tan especial, en otras palabras, nadie más, sino usted sentirá esos dolores punzantes y torturantes en su pié, producto de un ataque de gota y seguramente estará imposibilitado de poder caminar siquiera al baño . . . pero, ¿Cómo estuvo la ternera asada de días atrás?

ERNESTO R. HASSAN

MI HISTORIA

ME DECIDÍ A escribir esta compilación de datos, después de leer, escuchar relatos y por sobre todo empezar a sufrir esta invalidante enfermedad, llamada artritis gotosa. También relataré mi lucha contra la obesidad y la inflamación crónica de mis rodillas. Mi vida transcurrió, hasta pasados los 50 años, medianamente normal, en cuanto a salud se refiere.

Después de los 46, mi vida sedentaria derivó en una importante subida de peso corporal. Aún más, cuando nos radicamos con mi familia en el estado de Texas, y esto me llevó a cambiar radicalmente mi forma de vida y de alimentación. Al cabo de 8 años de vivir en los Estados Unidos, había subido más de 70 libras de peso (casi 35 kilos)

Todos los datos que incluyo aquí, han sido recopilados de diferentes libros y publicaciones científicas que es posible obtener en los Estados Unidos, además de estadísticas publicadas en los distintos textos que pude investigar. Esta publicación tiene por objeto aclarar, disipar dudas, y relatar experiencias para personas que en este momento estén sufriendo también un problema inflamatorio como los que se describen en estas páginas—y que insisto una vez más—, fueron extraídas de distintos textos y libros, o que tengan a un ser querido padeciendo de alguna de las múltiples complicaciones y dolores que causan las enfermedades inflamatorias, cualquiera sea su tipo.

No existe una enfermedad incurable. Todas las enfermedades se podrían curar, si tan solo supiéramos aplicar las medidas adecuadas. Todas las afecciones y enfermedades se podrían prevenir, si pudiésemos mantener una nutrición óptima, lo cual conllevaría a un ambiente molecular correcto fuera y dentro de nuestro organismo, garantizando el estar libre de enfermedades, además de un estado de salud perfecto.

Trabajé 30 años en Chile, como Representante Médico en importantes compañías farmacéuticas multinacionales. Me capacité en muchos aspectos de la farmacología, biología, medicina y muchos otros tópicos de las ciencias médicas. Eso me transformó en Especialista en Enfermedades Respiratorias e Inflamatorias. Cuando comencé con mi problema de artritis gotosa, obviamente sabía como empezar a tratarla, así que con la ayuda de mi médico personal comencé el tratamiento de los dolores y la inflamación. Por mi trabajo, viajo mucho en mi automóvil a otros estados cercanos a Texas, así que empecé a atribuir los dolores de mis rodillas a las largas jornadas manejando, casi siempre viajes de 6 horas.

El pasado invierno de 2009 fue excepcionalmente más frío y con mayor cantidad de nieve. Empezaron a agudizarse la inflamación y los dolores de rodillas y tobillos. La navidad fue hermosa, nevó el día 24 de diciembre, y cuando todos estaban felices con el espectáculo, mis dolores iban en aumento. En una oportunidad visité a mi médico en precarias condiciones, con ambas rodillas y tobillos inflamados, se me había declarado un ataque de gota en el pié izquierdo. Me acuerdo que en esa ocasión ya empecé a usar un bastón ortopédico. Desde aquel día dejé de comer carne de res.

En ese tiempo ya había tratado de bajar algunas libras, infinidad de veces. Visitaba a mi médico y conversábamos largamente del problema de ser obeso. El lo había sido por varios años. Recuerdo que en una de esas consultas, me dió un ultimátum. Me dijo en forma seria: "No vuelvas acá, sino cuando hayas bajado de peso. Ya no te atenderé más. Lo dejo a tu criterio."

Por varios meses no pedí cita con el. Mi problema de sobrepeso continuaba y los dolores iban en aumento. La inflamación de la rodilla izquierda, se hizo crónica. Hasta que me dediqué a estudiar mi enfermedad. Leí varios libros de soluciones para bajar de peso, otros de artritis, leí relatos de gente que había probado con todo tipo de medicina convencional y no convencional tanto para el sobrepeso, como de la artritis. Después de leer una gran cantidad de libros que hablaban de inflamación y sus causas, publicaciones científicas, artículos en internet, incluso libros que hablan de curación con remedios caseros, empecé a probar conmigo los efectos que tendría si yo seguía las instrucciones de lo que aquellos libros y textos relataban.

Existen varias publicaciones con relatos de personas que han enfrentado el problema de la artritis, cambiando su dieta alimenticia. Otros libros de corte netamente científico en donde se trata el tema en profundidad, con palabras muy poco entendibles para la mayoría que no domina el lenguaje médico y biológico. Otros ofrecen curas alternativas, con acupuntura, homeopatía, medicina ayurvédica, plantas y hierbas naturales etc., etc.

Me dediqué a leer en profundidad las causas de la artritis y por ende de la inflamación. Según los textos y las pruebas encontradas, la inflamación es tan antigua como la historia del hombre. Se han encontrado indicios de esta en fósiles de humanos y animales. En antiguas escrituras chinas, egipcias sumerias y griegas, se han encontrado descripciones precisas de la inflamación, como es calor, enrojecimiento, hinchazón o edema y dolor. Todos a lo largo de nuestras vidas, hemos experimentado alguna situación de inflamación, con los signos antes descritos, en algún proceso agudo, por ejemplo alguna cortadura o faringitis. En estados inflamatorios crónicos, se describen otras características como fatiga o desgano diario, falta de apetito, dolores musculares, pérdida de peso, somnolencia e incluso depresión.

EPÍLOGO

COMO PODRÁN IMAGINARSE todo lo que se describe a continuación, fue posible después de largas jornadas de lectura, investigación, relatos de pacientes con diversos problemas de tipo inflamatorio, etc. En una de esas sesiones de lectura, me dí cuenta que mi problema de artritis (inflamación de las articulaciones) se agudizaba cuando consumía ciertos alimentos, especialmente después de que asistía a un restaurante en especial, al que iba a degustar deliciosos trozos de carne de res, costillas y otras exquisiteces.

Normalmente concurríamos a comer los días viernes en la tarde y ya el domingo amanecía con dolor en alguno de los pies. "Y me cayó el diez" . . . , como dice un muy amigo mexicano. Me dí cuenta que el problema real era el tipo de alimentación que estaba llevando.

Un día lunes muy temprano, mi médico me tomó un examen de sangre para determinar,—además del **factor reumatoídeo** (este examen define exactamente si es que se padece de artritis reumatoídea)—, mis niveles de ácido úrico en la sangre. Me comuniqué al siguiente día con la consulta del médico, quien me ratificó mis sospechas. El hemograma arrojaba un resultado **negativo** del factor reumatoídeo, pero **positivo** para el nivel de ácido úrico.

Los niveles normales de ácido úrico en la sangre en hombres es de 7 mg/dl. Mi examen indicaba que yo tenía 10.2 mg/dl. ¡Me transformé automáticamente en un paciente gotoso . . . !!! Tuve que decir adiós a los exquisitos cortes de carne de res, a los frijoles charros . . . que me fascinaban y a una variada lista de alimentos y bebidas que más adelante detallo.

Empecé a tomar alopurinol, una medicina que me recetó mi médico, la cual me disminuyó al valor normal de ácido úrico (7 mg/dl), en 30 días. Había normalizado mi ácido úrico en la sangre. Pero aún me quedaban importantes cantidades en las articulaciones especialmente en los pies, tobillos y rodillas, además algunos tendones y articulaciones de uno de mis codos.

En ese momento empecé mi tratamiento con medicina natural. Comencé a comer cerezas negras ("black cherries"), aproximadamente 1 a 2 libras al día, además de tomar 2 tabletas de cloruro de magnesio en la mañana y en la noche.

Al cuarto día ya casi no sentía dolor y al séptimo día, después de haber comenzado a realizar este tratamiento, amanecí una mañana sin dolor en los pies ni en los tobillos. Ese día dejé el bastón, el cual había usado por lo menos por seis meses. Mi rodilla izquierda, la cual me había dolido por cerca de un año, se desinflamó por completo.

Todavía estoy luchando para poder disminuir en algunas libras mi peso, pero recuerdo lo que un día me dijo mi médico . . . **"El subir de peso es igual que cuando gastas dinero de una tarjeta de crédito. En muy poco tiempo gastas una gran cantidad, pero para pagarla en su totalidad, cuesta un gran trabajo, dedicación y mucho esfuerzo".**

Llevado a la práctica, es lo mismo. Subir de peso no cuesta mucho, pero bajar lo que se ha subido . . . es muy difícil hacerlo. Las dietas son un engaño para nosotros mismos.

Bajamos de peso después de muchísimo esfuerzo y privaciones y cuando sentimos que ya la ropa nos queda más holgada por la disminución de varias libras, nos damos por realizados y nos permitimos comer nuevamente . . . y cuando la balanza nos indica con crueldad de que subimos otra vez, vemos con horror que aumentamos casi el doble de lo que lo que perdimos al realizar la dieta milagrosa.

A continuación, el lector podrá encontrar las causas de la inflamación y varios tipos de enfermedades inflamatorias más comunes. También se describen algunos consejos y recomendaciones para tratarlas, además de la medicina convencional recetada por su médico, con Medicina Natural o Alternativa. Si es que de algo le sirve leer este libro realizado con mucho esfuerzo, realismo, dedicación y buenas intenciones, para poder solucionar en parte o totalmente algún problema de salud que lo aqueje a usted o a cualquier persona que aprecie o ame, ya con eso me doy por satisfecho y pienso que he logrado mi objetivo.

ERNESTO R. HASSAN

INFLAMACIÓN

QUÉ ES Y QUÉ PRODUCE LA INFLAMACIÓN

ES UNA RESPUESTA a algún factor causante de injuria o daño en alguna estructura del organismo. Agentes inflamatorios muy potentes, como son: Prostaglandinas y Leukotrienos. A estos los llamaremos "mensajeros inflamatorios"

El gran culpable se llama **Acido Araquidónico**

El sufijo "itis", viene del griego y significa inflamación.

Ejemplos:

Otitis:	Inflamación de los oídos
Faringitis:	Inflamación de la faringe
Amigdalitis:	Inflamación de las amígdalas
Rinitis:	Inflamación de la estructura interna nasal
Bronquitis:	Inflamación de los bronquios
Gastritis:	Inflamación del estómago
Cistitis:	Inflamación de la vejiga urinaria
Uretritis:	Inflamación de la uretra
Hepatitis:	Inflamación del hígado
Pancreatitis:	Inflamación del páncreas
Colitis:	Inflamación del cólon

Artritis:	Inflamación de las articulaciones
Dermatitis:	Inflamación de la piel
Conjuntivitis:	Inflamación de la conjuntiva ocular
Anexitis:	Inflamación de los ovarios

OBESIDAD.

Se denomina obesidad, cuando ya se ha pasado la curva del sobrepeso, o sea la cantidad de Índice de Masa Corporal (I. M. C.) supera el 85%, esto quiere decir que la cantidad de grasa acumulada en distintas partes del cuerpo, ya se convierte en un problema de autoestima, dificultad en el desplazamiento, dolores de rodillas, ronquidos, hipertensión etc. Uno de los peligros mas latentes en el paciente obeso es la propensión a la diabetes, accidentes vasculares encefálicos y ataques cardíacos.

La obesidad es un **estado de inflamación.**

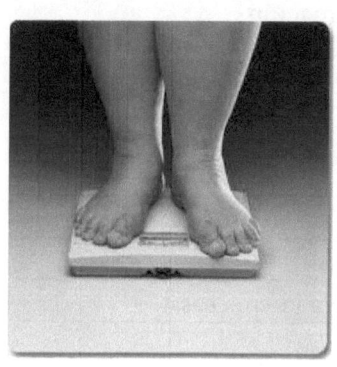

Según los libros que han escrito los especialistas, la **grasa corporal** está íntimamente relacionada con los problemas inflamatorios. ¿Cómo se explica esto?, De la siguiente manera: Una persona obesa, tiene una mayor cantidad de células de almacenamiento de grasa, llamadas **adipositos,** que son verdaderas bolsas en donde cabe mucha grasa, por lo tanto tienen un metabolismo más acelerado con lo cual fabrican una mayor **cantidad de sustancias que producen inflamación.**

El secreto está en la alimentación

ERNESTO R. HASSAN

Dicho de otra manera, el **secreto del problema de la inflamación está en lo que comemos**. Como país rico y avanzado, los Estados Unidos goza de un alto desarrollo, por lo que alimentos como la carne de res se encuentra en todas partes y a un precio bajo. Si ponemos como ejemplo las verduras y frutas son más caras que una hamburguesa.

Alcachofa (artichoke en inglés) = $ 3.00
la unidad en un supermercado.
Naranjas frescas = 50 centavos la unidad en un
supermercado.
Hamburguesa con mayonesa, lechuga y ketchup =
$ 1. 00 en un conocido restaurante de comida rápida.

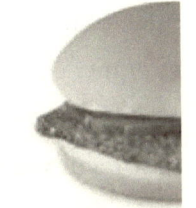

Otro ejemplo: Un campesino en algún país asiático que cultiva arroz, su dieta seguramente consiste en este cereal hervido con verduras y pescado y de vez en cuando comerá algún pedazo de carne, también hervida. O sea que podemos concluir que mientras más industrializado y desarrollado el país, más enfermedades inflamatorias existirán, por lo que a la inflamación la convierte en la **enfermedad de la prosperidad**, según los textos.

La obesidad en los Estados Unidos ya se considera una epidemia. De acuerdo a la Revista de la Asociación Médica en su edición de Junio de 2004, dice que **el 64% de los adultos norteamericanos tiene sobrepeso o son obesos. El 16% de los niños también sufre de sobrepeso y se considera que el 31% de los restantes, corre el riesgo de sufrir de sobrepeso u obesidad.**

Dice en uno de los libros que leí, "Es posible que la epidemia de inflamación se encuentre frente a nosotros, protegida por un tenedor y un cuchillo". Otro dato interesante que entregan las publicaciones es que algunos aditivos que se usan en las conservas, **glutamato monosódico**-(principal ingrediente de los caldos en cubitos de pollo y res),-aspartame y algunos colorantes alimenticios, pueden provocar asma en algunas personas. Lo importante es la conclusión de que nuestro cuerpo no se ajusta al tipo de alimentación que le entregamos. ¡Es una realidad que nuestro organismo **no está preparado para una hamburguesa doble carne, tocino, pepinillo, ketchup, queso fundido, lechuga y cebolla! ¡Y cola refrescante inundada de hielo!** Además tenemos que agregar: **¡Las irreemplazables papas fritas!** Además ni siquiera hacemos el esfuerzo de bajarnos de nuestro vehiculo . . . . porque tenemos **servicio directo a través de la ventanilla de atención al auto. Es la alimentación más común del país más rico y poderoso del mundo.**

Otra de las conclusiones de los científicos que han estudiado a fondo el problema "**La obesidad es un estado inflamatorio y tener sobrepeso agrava el problema".**

Los alimentos "Sanos"

El pescado es otro cambio importante en la alimentación que consumimos.

Antiguamente se comía mas pescado, pero ahora se ha reducido su consumo. Uno de los factores es el precio. Es más económico alimentar a la familia con pollo, pavo, cerdo, que con pescado fresco. Este último es una fuente importantísima de **ácidos grasos esenciales para la salud.** De hecho, la **Asociación Norteamericana del Corazón**, recomienda comer pescado por lo menos 2 veces por semana, para prevenir el riesgo de enfermedades cardíacas y los que han sido diagnosticados con algunas de estas, lo deben consumir diariamente.

En los pasados años 70, se redujo notablemente la producción de pescado silvestre o "**wild**" por diversas razones, la sobre explotación del recurso, la contaminación, el desarrollo industrial, las enormes represas para producir electricidad, etc., obviamente afectó la capacidad natural de reproducción. Esto llevó al gran desarrollo de las granjas de peces, es decir al aumento de la piscicultura. Los grandes países industrializados, consumen una gran cantidad de su pescado de estas granjas. Con esto se ha dado una opción mucho menos saludable de lo que se cree. La diferencia se comprobó en las investigaciones realizadas por médicos, en donde se demuestra científicamente que el salmón silvestre, tiene un **Índice Inflamatorio de 5.** ¡El salmón criado en granja de peces tiene **360 de Índice Inflamatorio!**

Recordemos que el **Índice Inflamatorio** es la capacidad de los alimentos de producir inflamación por lo tanto para el paciente artrítico,—como yo-, les está **PROHIBIDO** comer cualquier **pescado criado en granja**. Felizmente al comprar estos productos viene indicado en la bolsa **WILD** (silvestre) o **FARM RAISED** (criado en granja). Analizando profundamente podemos concluir que la inflamación no es "mala". Todo lo contrario.

> **Es un mecanismo de defensa de nuestro cuerpo y es fundamental para conservarnos sanos.**

Que es la Inflamación

Nuestro organismo cuenta con mecanismos de defensa para protegerse de invasores extraños. Una de las principales barreras es la piel. También tenemos membranas protectoras en los ojos, boca y la nariz. Si es que a pesar de estos mecanismos, algún "invasor" logra penetrar al torrente sanguíneo, células especiales de vigilancia, dan la alarma. Esta activa al Sistema Inmunitario del cuerpo. Se identifica al "intruso", el cual puede ser alguna **bacteria, virus, algún parásito o alguna célula cancerosa**. Las células de vigilancia local, liberan sus propias defensas, al mismo tiempo que envían una señal de alerta al comando central solicitando ayuda y refuerzos. Los primeros "soldados" que envía el organismo, son los **glóbulos blancos**, que son producidos en la **médula ósea**. Este verdadero "ejército", se compone de varias divisiones especializadas en distintas tareas. Los nombres de estos "valientes soldados" son: **Linfocitos B, Neutrófilos, Macrófagos y Linfocitos T**. Cada uno de estos cumple una determinada e importante misión en nuestro cuerpo y es fundamental para conservarnos sanos.

LOS MENSAJEROS INFLAMATORIOS

Un mecanismo fundamental en el proceso químico inflamatorio, son los llamados **"Mensajeros Inflamatorios"**. Estos son ácidos grasos complejos. Dentro de los más importantes se destacan los leukotrienos y las prostaglandinas, los cuales están compuestos de un ácido graso llamado **Acido Araquidónico** (AA). Por ejemplo si nos damos un martillazo en un dedo accidentalmente, obviamente, los vasos sanguíneos que están alrededor del área afectada, son dilatados por las **prostaglandinas** para que puedan llegar fácilmente al lugar los glóbulos blancos a cumplir con su importante misión.

Además estas, envían mensajes al cerebro, estimulando unos nervios, para que lleguen rapidísimo al centro del dolor. Esto hace actuar al golpeado "carpintero", y lo induce rápidamente a poner su inflamado y adolorido dedo en el chorro de agua fría, después de haber lanzado un torrente de maldiciones e improperios, . . . claro está. Varios de los analgésicos que mantenemos en el hogar, como **la aspirina, e ibuprofeno** son buenos **bloqueadores de las prostaglandinas**.

Los otros importantes **"mensajeros inflamatorios"** son los **leukotrienos**. Estos convocan y dirigen a los glóbulos blancos, les indican a donde deben ir, además de saber cuanta cantidad de soldados deben concurrir, haciéndoles notar que no pueden destruir las células y tejidos que se encuentran cerca del sitio que debe ser atacado. Además, los leukotrienos apoyan en el lugar mismo de la batalla a los glóbulos blancos y los hacen vivir por más tiempo de lo que sobrevivirían por su propia cuenta.

Haciendo un resumen de este interesante relato, podemos concluir que cuando algo extraño invade nuestro organismo, una muy importante cantidad de tropas seleccionadas son enviadas al campo de batalla, comandadas y apoyadas por los ya conocidos mensajeros inflamatorios. Además aprendimos que los más efectivos e importantes son las **prostaglandinas y leukotrienos** y lo mejor de todo, es que se les puede controlar . . . ¡con la **alimentación**!

Otro de los libros postula, que "**el efecto de reducir la producción de prostaglandinas y leukotrienos resulta de sobremanera eficaz para detener una inflamación exagerada**" Las enfermedades inflamatorias, representan una exageración de la respuesta normal inflamatoria del sistema inmunitario, dicho en otras palabras son un exceso de algo que en el fondo era bueno.

Para aclarar aun más el concepto, las enfermedades inflamatorias son exactamente lo contrario de las **enfermedades del sistema inmunitario** como por ejemplo el **SIDA**. En estos casos el sistema de seguridad se queda "**dormido**". Pero en enfermedades como el asma, la artritis y otras afecciones inflamatorias, el sistema de seguridad entra en pánico y actúa en forma desmedida y sin control.

Pongamos un ejemplo aclaratorio:
Un guardia de seguridad vigila en medio de la noche (enfermedad inflamatoria), cuando de pronto en la oscuridad escucha el ruido de un gato

al saltar desde un bote de basura . . . y entonces pierde el control y empieza a disparar en forma desmedida, además de lanzar granadas de mano hacia el lugar de donde provino el ruido, no contento con eso, dispara con un cañón de alto calibre, etc.

Eso se llama una **respuesta desmedida.** Obviamente se dañó todo lo que rodeaba al bote de basura desde donde saltó el gato, así también resultan destruidos los tejidos que circundan el sitio de la inflamación.

El organismo tiende a reparar los daños que causó la batalla que se llevó a cabo. En circunstancias normales, el cuerpo lo hace muy bien, pero en este caso no alcanza a hacerlo cuando ya se libra otra batalla. Al final el organismo no puede reparar el sitio del suceso debidamente, cuando se desarrolla otro ataque. Y así sucesivamente, hasta que finalmente este se cansa de no poder cumplir con su tarea. Y se agota. Es ahí cuando se produce el **dolor crónico.**

Enfermedades **auto inmunes** como la **artritis** y el **lupus,** son dos de los mas importantes males inflamatorios crónicos. La conclusión que se extrae de los libros escritos por expertos en la materia, es que los sistemas de defensa de nuestro organismo, desconocen las propias células del cuerpo, atacándolas y destruyéndolas. Es como si un ejército abriera fuego y lanzara bombas contra tropas aliadas a el.

RECAPITULEMOS LO APRENDIDO

Los libros y textos comentados acá, nos muestran que **un simple cambio en nuestra alimentación diaria,** nos ayuda inmensamente más que los resultados que se obtienen con los más modernos medicamentos que nos puede recetar el médico para el alivio de este terrible mal como es la **artritis**

ERNESTO R. HASSAN

Entendemos que un exceso de mensajeros inflamatorios está directamente relacionado con las **enfermedades inflamatorias**. Sabemos que nuestro organismo produce este mensajero inflamatorio a partir de un ácido graso llamado **ácido araquidónico**.

Nos quedó claro que un **alto nivel de ácido araquidónico (AA)** produce una cantidad exagerada de mensajeros inflamatorios, lo que causa dolor e inflamación crónica. O sea que **la clave para curar las enfermedades inflamatorias es el control de los niveles de AA en la sangre**. Los alimentos que consumimos diariamente, constituyen la fuente de **AA** más directa. El organismo está incapacitado para producir grandes cantidades de **AA**. Por lo tanto la culpa del problema de las enfermedades inflamatorias que sufrimos se debe al alto nivel de **AA**, lo que conlleva a producir grandes cantidades de mensajeros inflamatorios.

Un estudio publicado en **la Revista de Salud Nutricional y Envejecimiento** demostró que con la edad, la concentración de **AA** aumenta en la sangre de manera normal, conforme envejecemos. Acaso no se considera normal que enfermedades como la **osteoartritis** se presente en personas de cierta edad, o sea pasados los 55—60 años. Esto explica en parte porque se registran más en ancianos este tipo de afecciones inflamatorias. Como dato estadístico: Una porción de 4 onzas (112 gramos) de **salmón criado en granjas (farm raised)**, contienen **1. 306 miligramos de Acido Araquidónico, o sea 13 veces la cantidad diaria recomendada,** ésta equivale a la cantidad de 2 semanas.

En comparación, un trozo de **salmón del Atlántico (wild)** también de 4 onzas (112 gramos) **solo contiene 303 miligramos de Acido Araquidónico,**

o sea menos de la tercera parte. Si comparamos un trozo de **salmón tipo chinook**, del mismo tamaño (112 gramos), las pruebas dieron como resultado solo 175 miligramos de ácido araquidónico, o sea **7 veces menos que el salmón criado en granjas.**

Otro dato estadístico: En los Estados Unidos, **casi el 50% de las personas sufren de enfermedades inflamatorias**, pero el consumo de salmón criado en granjas (rico en **ácido araquidónico)** es de más de **1 millón de toneladas métricas al año.** El consumo de pescado en los Estados Unidos es bajo si se compara con otros países. Datos de 1999, arrojaban cifras de consumo por persona de 15, 4 libras (7 kg.). En 2001 disminuyó a 14, 8 (6, 7 kg.). y en 2003, volvió a subir a 16, 3 libras (7, 4 kg.). Comparando estas cifras con el consumo por persona de pollo: 80 libras (36 kg.), carne de res: 65 libras (29 kg.) por persona y carne de cerdo 50 libras (22, 6 kg.), se puede deducir que el consumo de pescado en la población estadounidense, representa solo una pequeña fracción de las proteínas animales que incluimos en nuestra dieta alimenticia.

Otro de los alimentos de consumo diario es **el huevo.** Se pudo comprobar que este popular y barato alimento, puede llegar a representar una de las **fuentes más altas de AA.** Un ejemplo: 2 huevos revueltos contienen **141 miligramos de AA** y tan **solo 4 miligramos de AEP (Acido Eicosa-Pentanoico),** (EPA en inglés) un importante ácido graso Omega 6. **3 huevos revueltos** contienen más de **200 miligramos de AA.**

Además productos alimenticios de uso diario que llevan huevo entre sus ingredientes como la pasta, hot-cakes, waffle, pan, mayonesa, es posible que también estén contribuyendo a nuestros problemas inflamatorios. Otro texto publica que para el año 2020 los famosos Baby Boomers, o sea los nacidos entre los años 1945 y 1960, tengan por lo menos 60 años de edad, los Centros para el Control y Prevención de Enfermedades en Atlanta, GA, calculan que casi **60 millones de estadounidenses** padecerán artritis. Se calculó que aproximadamente 20 millones de habitantes de este país, sufren hoy de alguna forma de **osteoartritis**, la cual junto a la **artritis reumatoide** son las más comunes. Según un médico especialista en alergias de Florida, afirma que "El uso de los medicamentos anti-inflamatorios que se usan para disminuir el dolor y la inflamación, a largo plazo, pueden hacer **"que empeore la artritis"**.

Analgésicos y **Anti Inflamatorios No Esteroidales** (NSAID en inglés).

En todos los hogares siempre tenemos a mano alguno de estos medicamentos. Dentro de los más conocidos están la antigua y famosa **aspirina**, consumida por millones de personas en los **Estados Unidos y en todo el mundo.** Es un excelente **analgésico y anti—agregante plaquetario** (evita que las plaquetas contenidas en la sangre se adhieran entre si, formando un trombo o coágulo), y se usa normalmente en la **artritis.** Pero tiene un gran problema, es **irritante de la mucosa gástrica.** Produce gastritis y erosión de la pared del estómago y puede llegar a provocar **úlceras gástricas.**

Otro famoso **analgésico y antifebril**, es el **acetaminofen** de gran uso y con diferentes marcas comerciales. Otro gran grupo de medicamentos de gran uso son los **anti-inflamatorios.** Los mas comunes consumidos en este país son: **ibuprofeno y naproxeno**, los que pueden ser adquiridos en cualquier tienda ya que su venta no está restringida.

MEDICINA NATURAL Y ALTERNATIVA

POR OTRO LADO la Medicina Natural y Alternativa recomienda el Sulfato de **Glucosamina**, un **suplemento nutricional natural** que puede formar cartílago sano y ayuda a lubricar la articulación, Se recomienda tomar 1 cápsula de **Sulfato de Glucosamina** más **Condoitrine,** 3 veces al día al día. Este es un suplemento alimenticio fabricado en base a conchas de moluscos y caparazones de crustáceos, y ha demostrado un efecto de **disminución del dolor y la inflamación de las articulaciones.** Se recomienda tomar 1500 mg. de glucosamina y entre 1500 a 1700 mg. de condoitrine al día divididos en 3 tomas. Se recomienda tomarlo por siempre, para que surta su mejor efecto, ya que no se han encontrado efectos adversos.

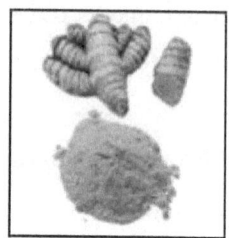

Cúrcuma (Turmeric en inglés). El principio activo de esta especia de la India es la **curcumina** y funciona tan bien como el ibuprofeno y naproxeno, pero sin los efectos secundarios que producen estos. Viene presentado en cápsulas y si se toma junto al **Sulfato de Glucosamina** más **Condoitrine,** produce un mayor y mejor efecto anti-inflamatorio y analgésico, que tomados por separado.

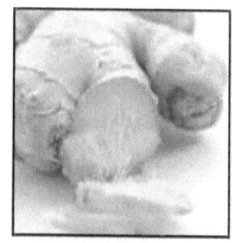

Jengibre (Ginger en inglés). Es otra especia con grandes poderes antiinflamatorio, también comprobados en forma científica. Se recomienda a personas con artritis comerlo ojalá crudo, en ensaladas picado es una buena alternativa, o también tomado en cápsulas. Se debe administrar hasta que los síntomas de la artritis desaparezcan.

Prímula Nocturna (Evening Primrose Oil). Este suplemento se hace de la semilla de la planta de la primavera (prímula) nocturna. Es rico en **Acido Gamma Linoleico (GLA),**

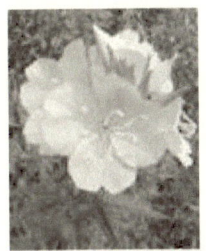

Aceite de Semilla de Lino (Flaxseed Oil). Se recomienda tomar una cucharada al día de este aceite. Se puede poner en comidas o aderezo de las ensaladas. También viene en cápsulas, polvo o semillas para tomar con jugos o líquidos. Es una fuente natural de **Acido Alfa—Linoleico**, otro ácido graso Omega—3 (anti-inflamatorio natural).

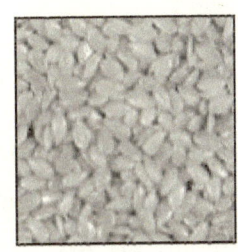

Aceite de Borraja (Borage Oil). Otro producto natural es el aceite de semilla de borraja, que por su alto contenido de **Acido Gamma Linoleico** (AGL) también ayuda a evitar la inflamación de las articulaciones y otros tejidos del organismo.

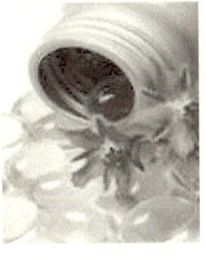

Acido Eicosapentanoico (EPA). Es otro ácido graso que ayuda a las personas con problemas inflamatorios como la artritis reumatoide. Se recomienda usar complementos que reúnan omega 3, 6 y 9 en un solo envase.

La dosis diaria recomendada es de 3 cápsulas o tabletas al día.

LA GOTA

QUÉ ES Y QUÉ CAUSA LA GOTA

ES UNA ENFERMEDAD metabólica que se puede curar con facilidad, pero sin embargo si no se le trata adecuadamente y a tiempo, puede producir hipertensión arterial y trastornos renales como cálculos e incluso pérdida de la función renal. Esta enfermedad invalidante, la cual es otro tipo de **artritis**, se produce por el aumento excesivo del **ácido úrico** que tenemos en nuestro organismo. El **ácido úrico** es un líquido presente en nuestra sangre, el cual repentinamente se transforma en un cristal quebrado, cuyas astillas puntiagudas y filosas, se clavan en la articulación del dedo gordo del pié, produciendo un dolor muy agudo, inflamación, calor y un gran enrojecimiento de toda el área circundante y recibe el nombre de podagra.

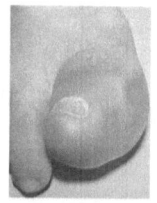

Esta inflamación se puede distribuir a otras partes del pié como a los otros dedos, tobillo y llegando incluso a atacar las articulaciones y ligamentos de la rodilla. También pueden verse afectadas otras articulaciones como la de la muñeca, dedos de la mano y codos.

Pié derecho inflamado por gota.

Es necesario el cuidado de los niveles de ácido úrico en la sangre ya que se tiende a acumular en forma de depósitos en dedos de las manos , codos y orejas y reciben el nombre de tofos.

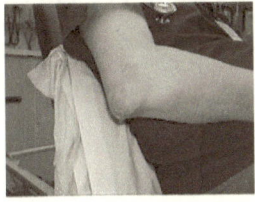 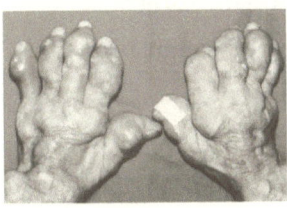 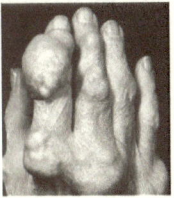

El nombre de **gota**, proviene de la edad media, época en la cual se pensaba que eran **"malos humores"** que caían **gota a gota** en las articulaciones, especialmente del dedo gordo del pié.

El paciente que presenta un ataque de gota, queda imposibilitado para caminar y poder realizar sus actividades diarias en forma normal. La causa por la que se produce esta dolorosa enfermedad es desconocida, pero se piensa que es genética y otro factor de riesgo es el sobrepeso y la alimentación inadecuada.

ARTICULACIONES AFECTADAS POR LA GOTA

ATAQUE INICIAL (o primer ataque que sufre)	PORCENTAJE
Ortejo mayor (Dedo gordo del pié)	68%
Pié y tobillo	24%
Rodilla	4%

ATAQUES SIGUIENTES	PORCENTAJE
Pié y tobillo	34%
Rodilla	20%
Ortejo mayor (Dedo gordo del pié)	18%
Manos y muñecas	16%
Codos	10%

TRATAMIENTO:

Primero que nada, **acuda a su médico** para que este determine exactamente que tipo de patología inflamatoria es. El otro paso a seguir por su médico, será tomar un examen de sangre para medir los niveles de ácido úrico presentes en su organismo.

Muchos médicos recetan mientras se espera el resultado del hemograma, anti-inflamatorios como **ibuprofeno o naproxeno** para combatir el dolor y la inflamación.

Con los resultados en poder del especialista, este recetará algún medicamento **(colchicina, alopurinol)** para bajar los niveles de ácido úrico en la sangre y evitar además que vuelvan a elevarse estos y por consiguiente provocar otro ataque de gota.

Una de las primeras medidas a tomar por el paciente gotoso, será beber grandes cantidades de **agua pura**, y al decir grandes cantidades me refiero a **1 galón aproximadamente al día (4 litros)**. Esta medida ayudará al riñón a eliminar a través de la orina el exceso de ácido úrico. Los alimentos como los mariscos, carnes rojas, interiores como riñones, hígado, sesos, mollejas, sardinas, anchoas, pescados criados en granjas (farm rised), verduras como los espárragos, hongos, lentejas, arvejas, garbanzos y especialmente **FRIJOLES**, son alimentos ricos en sustancias llamadas **purinas**, que elevan el ácido úrico, pero lo más importante que hay que evitar es el **alcohol de cualquier tipo, especialmente la CERVEZA.**

CONTENIDO DE PURINAS POR CADA 100 GRAMOS DE ALIMENTOS

GRUPO I (0-15 mg)	GRUPO II (50-100 mg)	GRUPO III (150-800 mg)
Verduras	Carnes	Anchoas
Frutas	Aves de corral	Sardinas
Leche de vaca	Pescado	Hígado
Quesos	Mariscos	Riñones
Huevos	Frijoles	Sesos
Cereales	Lentejas	Extracto de Carne
Pan	Espinacas	Menudo
Azúcar		
Grasas		

ATAQUE DE GOTA AGUDO

Se presenta habitualmente de noche, notando el enfermo un dolor muy agudo al apoyar el pié al levantarse en la mañana. Se plantea que durante la noche, se reabsorbe agua más rápidamente, que urato desde el espacio articular al plasma, dejando una situación de concentración aumentada de urato en el líquido sinovial, lo que favorecería su precipitación.

Por otro lado la temperatura en las articulaciones distales es menor, lo que favorecería la formación de cristales. Junto con el dolor, el paciente nota aumento de volúmen y enrojecimiento de la zona afectada. El dolor puede ser extraordinariamente intenso al punto de no tolerar el peso de las sábanas sobre el pié. Algunas veces se acompaña de fiebre. Esta primera crisis puede durar pocos días o semanas y sana dejando una descamación de la piel. Ocasionalmente puede presentarse en las bursas y vainas tendinosas y también en tejido peri-articular. Este episodio agudo, cede en forma absoluta sin dejar secuelas.

MEDIDAS QUE AYUDAN A MEJORARSE DE UN ATAQUE DE GOTA

Estas medidas no solo ayudan a mejorarse, sino que también pueden ayudar a prevenir que un ataque de gota se presente en el futuro.

- **Aplicar calor en el pié o tobillo inflamado**: Al tomar la ducha diaria, deje que el agua lo más caliente posible caiga directamente en la parte adolorida e inflamada. Esto le ayudará a poder pisar y a caminar mejor. Descanse sentado con el pié levantado y aplique calor poniendo una bolsa de goma llena con agua caliente en la zona afectada.

- Si necesariamente tiene que caminar, por ejemplo para dirigirse al baño, afírmese en el respaldo de una silla firme y vaya moviéndola hacia adelante al mismo tiempo que se apoya en su respaldo con ambas manos. Déjela a un lado, ya que esta le servirá de apoyo al levantarse del toilette.

- **Coma cerezas (cherries)**. Esta rica fruta, contiene una sustancia llamada **antocianina,** la cual ayuda enormemente a bajar y eliminar el ácido úrico. Se recomienda comerlas en gran cantidad diariamente y mejor aún es consumirlas licuadas en forma de jugo. También se puede ingerir en forma de cápsulas, tomando por lo menos 3 cápsulas diarias. Evite consumir el jugo de cherry de las tiendas, porque el proceso de preparación de este, elimina la sustancia **antocianina.**

- **Tome vitamina B6:** Esta vitamina (**piridoxina**) ha demostrado que ayuda a distribuir el agua en el organismo manteniendo

ERNESTO R. HASSAN

hidratados los tejidos de tal forma que previene que el ácido úrico se transforme en cristales.

- Se recomiendan 50 miligramos de **vitamina B6**, 3 veces al día en un ataque de gota y 50 miligramos, solo 1 vez al día como prevención de un ataque.

- **Cloruro de magnesio:** Es el más importante de los elementos de ayuda para la eliminación del acido úrico, junto con el riñón.

- Pongamos el siguiente ejemplo: En un ataque de gota, existe una gran cantidad de ácido úrico que el riñón tiene que eliminar. Es como si el riñón estuviera a la orilla de una gran piscina llena de ácido úrico, sacando este elemento con una cuchara de sopa. Obviamente se demorará muchísimo en cumplir con el objetivo de poder desocupar la alberca. Si el paciente con el ataque de gota, empieza a tomar **cloruro de magnesio**, será de gran ayuda para este cansado riñón, ya que es como si le agregáramos una bomba extractora de líquido a la piscina, y lógicamente se desocupará más rápido que vaciándola con una cuchara de sopa. Así actúa el **magnesio**, el cual se recomienda asociarlo con la **vitamina B6.**

- Otra de las medidas que se deben tomar en un ataque de gota, es la ingestión de **bicarbonato de sodio** con el propósito de neutralizar el ácido úrico. Se recomienda beber **2 cucharadas de té** de bicarbonato en un vaso de agua, por lo menos **3 veces al día, o en su reemplazo 1 Alka Seltzer 3 veces al día.**

ALIMENTOS PRODUCTORES DE ACIDO URICO:

Como ya lo dijimos, existen unas sustancias contenidas en ciertos alimentos llamadas **purinas, las cuales elevan los niveles normales de ácido úrico**. Los alimentos que contienen mayor cantidad de estas son: espárragos, hongos comestibles, frijoles de cualquier tipo y color, lentejas, garbanzos, leche de vaca y todos sus derivados (de este tema, hablaremos en un libro aparte), azúcar refinada (blanca), harina refinada (blanca), aceites vegetales, margarinas, cacahuates o maní, grasa hidrogenadas y animales, mariscos, lechugas, perejil, carne de pato, ganso, e incluso pavo.

ALIMENTOS QUE AYUDAN AL PACIENTE CON GOTA:

Potentes eliminadores de ácido úrico son el **limón, el ajo crudo**. También las **fresas, cerezas, manzanas y uvas,** son **alcanilizantes**, o sea que ayudan a evitar que suban los niveles de **ácido úrico** en la sangre, además la depura, o sea la limpia de este ácido.

También se deben consumir hortalizas y vegetales crudos, lo cual también ayuda. Acostumbre a picar muy fino el **jengibre (ginger) crudo**, y lo esparce en las ensaladas. Consumir **betabel o betarraga cruda**, también puede ser licuada y beber su jugo. También consumir ananá o **piña cruda** y tomar su jugo, ayuda en todo proceso inflamatorio, ya que esta contiene una sustancia antiinflamatoria natural muy potente llamada **bromelina.** La papaya es otra fruta antiinflamatoria, la cual contiene una sustancia llamada **papaína.**

OTROS FACTORES QUE AYUDAN

- Mantenga un peso adecuado. La obesidad empeora la enfermedad.

- Beba abundante **agua pura** durante todo el día, entre **2 a 3 litros.**

- Realice algún ejercicio **suave.** El mejor de todos es . . . **caminar.**

- Tome **ácido fólico**, este ayuda a inhibir la enzima responsable de la producción de **ácido úrico**

- Tome el **ácido fólico** junto con **vitamina C** (500 mg. al día)

PSORIASIS

E N LA ACTUALIDAD, hay muchos médicos e investigadores que han pasado varios años tratando de encontrar una cura a esta molesta enfermedad que causa descamación, comezón o picazón, a veces hemorragias, alteración de la piel especialmente de los codos y rodillas de los pacientes que la padecen. Los tratamientos tradicionales son tópicos y externos, para tratar de mejorar el aspecto de las lesiones. También existen otros que emplean medicinas sistémicas, que si bien mejoran las lesiones y marcas de la piel, provocan severos efectos adversos. Según la Medicina Natural o Alternativa, la psoriasis **no sería** una patología en donde la piel, especialmente de las articulaciones de brazos y piernas, además de otras zonas del cuerpo, las células dérmicas se multiplican a una velocidad anormalmente alta, sino que se **originaría en el tracto intestinal.**

Dentro del ambiente de los profesionales en Medicina Alternativa, la psoriasis sería conocida como una permeabilidad intestinal o Síndrome del Intestino Permeable. Estos médicos postulan como resultado de sus investigaciones, que las paredes del intestino se adelgazan y se vuelven permeables, dando lugar a que los elementos contaminantes como levaduras, grasas, bacterias y varios tipos de ácidos que comúnmente tiene que

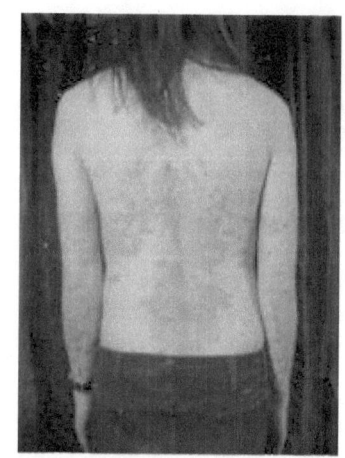

ser metabolizados y eliminados a través del sistema digestivo, entran en una gran cantidad al torrente sanguíneo.

Este traspaso de toxinas puede ser tan voluminoso que rápidamente se acumulan en el organismo de tal forma que este no alcanza a eliminarlas con rapidez y eficacia. Como no puede deshacerse de esta carga tóxica por la vía normal, comienza a excretarla a través de la transpiración, y lo hace por medio de las glándulas sudoríparas, las que se encuentran en la piel de todo el cuerpo.

Cuando se tiene claro el motivo y el porqué se produce esta enfermedad, es posible intentar una curación efectiva por medio de una terapia dietética. Se recomienda, claro está, que antes de iniciar este tipo de tratamiento dietético todo paciente que presente psoriasis, e incluso aún antes de iniciar una terapia sistémica, debe conversarlo con su médico tratante. Los entendidos en Medicina Alternativa y Natural, sugieren seguir este tratamiento dietético por un periodo de 3 a 6 meses, bajo el control estricto de su médico tratante hasta que la piel se haya mejorado por completo. Luego de esto, siga este tratamiento por lo menos por otros 3 a 6 meses, y vaya incorporando alimentos que estuvo evitando consumir.

Solo si este tratamiento no muestra los resultados esperados, converse con su médico sobre los métodos convencionales para tratar la psoriasis.

PRIMER PASO:

Limpieza y depuración interna.

Se trata de eliminar las toxinas que están saliendo a través de la piel, bebiendo por lo menos entre 8 a 10 vasos de agua pura fresca al día. Se recomienda en total no menos de 2 litros de agua (medio galón)

SEGUNDO PASO:

Limpieza Intestinal.

Coma 2 raciones de frutas cocidas al día por lo menos, endulzadas con **Splenda** ó **Aspartame**, nunca con azúcar, y esto le ayudará a limpiar los intestinos por su efecto laxante y su cantidad importante de fibra. Las mejores frutas para cocer pueden ser: manzanas, peras, damascos, duraznos, ciruelas secas.

TERCER PASO:

Hacer algún tipo de ejercicio.

Nadar, caminar, montar en bicicleta, gimnasia aeróbica, trote suave, lo ayudará a activar la circulación y oxigenación sanguínea y mejorará el funcionamiento de órganos tan importantes como el corazón, pulmones, hígado, riñones y cerebro.

CUARTO PASO:

Humectación de la piel.

Lesiones gruesas: Apliquese aceite de ricino varias veces al día si es posible. Lesiones delgadas: Aplicar una mezcla de aceite de oliva y aceite de cacahuate o maní, en partes iguales. Esto ayudará a humectar la piel especialmente de los codos y rodillas y no sentir picazón e irritación.

ALIMENTOS QUE SE DEBEN CONSUMIR

La correcta alimentación es la clave para la curación de la psoriasis. Para lograr este propósito el 70% u 80% de la alimentación consistirá en frutas y verduras por su alto contenido vitamínico y sobre todo de fibras fácilmente digeribles lo cual ayuda enormemente a eliminar todo tipo de toxinas a través del aparato digestivo. El otro 20% o 30% consiste en carnes blancas como pollo, pescado (wild) cordero, pavo, puerco o cerdo sin grasa, productos lácteos bajos en grasas y sodio.

ALIMENTOS TERMINANTEMENTE PROHIBIDOS

Todos los productos en base a grasas saturadas e hidrogenadas tales como margarinas, aceites vegetales, de maíz, canola etc.

SOLAMENTE SE PERMITE EL ACEITE DE OLIVA

También se prohíbe cualquier tipo de carnes rojas (res), berenjenas, papas blancas, pimientos rojos, amarillos y verdes, chiles, páprika, pero el que está **PROHIBIDÍSIMO** ¡¡¡es el **TOMATE o JITOMATE!!!**

Esto incluye ketchup, salsa de tomates y todos los alimentos que contengan salsa o tomate natural.

También está prohibido tabaco, comida chatarra, papas fritas, sodas refrescos dulces (azucarados), cakes, pasteles, galletas, alcohol de cualquier tipo, alimentos ahumados, postres azucarados, alimentos que contengan aceite de coco o aceite de palma

Medicina Natural que ayudará a proteger las paredes del intestino

Olmo: La infusión de esta hierba ayuda a recubrir las paredes intestinales ayudando a su curación. Se pone ½ cucharadita de té de olmo en un taza, se le vierte agua hirviendo y se deja reposar por 15 minutos. Tomar en la mañana y al acostarse.

Azafrán Amarillo (American Yellow Saffron): Prepare esta infusión mezclando ½ cucharadita de té en una taza y agregue agua hirviendo. Reposar por 15 minutos y beberlo. Tómelo por 5 días y descanse.

ERNESTO R. HASSAN

ACIDEZ ESTOMACAL (AGRURAS)

L A MEDICINA TRADICIONAL la nombra como **reflujo gastro-esofágico**, lo que significa en palabras simples que los ácidos contenidos en el estómago, suben hacia el **esófago** que es el tubo que conduce todo lo que comemos y bebemos hacia el estómago. Obviamente la mucosa que recubre el esófago no está preparada para soportar la gran acidez de estos **jugos gástricos**, y es por eso que sentimos una sensación de ardor intenso. Uno de los principales elementos que componen los jugos gástricos es el **ácido clorhídrico** que es tan poderosamente ácido que si pudiéramos poner una cucharada de este, sobre la carpeta de la sala, le haría una quemadura y por supuesto un hoyo. El tomar antiácidos soluciona el problema momentáneamente, ya que el organismo reacciona al tener un nivel bajo de ácido clorhídrico en el estómago y empieza rápidamente a producir más.

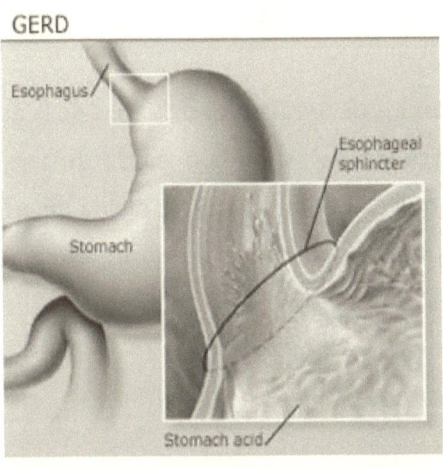

Figura: Ácidos gástricos en el esófago.

Médicos de vasta experiencia postulan que muchas veces la "**indigestión ácida**" se produce porque no se generan cantidades suficientes de estos jugos gástricos para digerir y procesar normalmente los alimentos. Además en personas mayores de 50 años se empieza a producir menos cantidad de jugos gástricos, problema que aumenta con la edad. Se ha demostrado que el malestar y ardor que se siente cuando se tiene mucho ácido en el estómago es casi igual al que se produce cuando se tiene poco. Debido a que el ácido del estómago es el que inicia la digestión, cuando hay poca cantidad de este, el proceso digestivo no se produce en forma correcta causando malestares como náuseas, eructos, y por supuesto acidez.

Para solucionar este problema, los médicos recomiendan tomar antes de comer, un suplemento que contenga ácido clorhídrico como por ejemplo **Gas—X Extra Stregth Liquid** siguiendo las instrucciones que aparecen en la etiqueta de este. Si su estómago presenta una falta de ácido clorhídrico, el alivio será inmediato. Si su estómago no necesitaba ácido clorhídrico sentirá una ligera sensación de acidez, la cual puede solucionar de inmediato, bebiendo un vaso de leche o ½ cucharadita de bicarbonato de sodio (baking soda) en una taza de agua.

ANTIACIDOS NATURALES

Cuando se presenten los desagradables síntomas de la acidez o agrura, beba una taza de **aloe vera** (sábila), diluida o sin diluir, asegurándose de que la forma de aloe vera que está comprando, se pueda ingerir. Esta formará una capa protectora en el esófago, protegiendo de este modo al esófago, del ataque de los ácidos estomacales.

Olmo (Olmo Americano, slippery elm)

Esta hierba ayuda enormemente a aliviar los desagradables síntomas que produce la indigestión ácida, ya que repara la mucosa dañada del esófago. Se recomienda tomar 1 cápsula de esta hierba antes de las comidas.

Metilsulfonilmetano (MSM en inglés)

Este suplemento nutricional, también ayuda a crear una barrera de protección del esófago. Se recomienda tomar **1 a 3 cápsulas**, en la **mañana y en la noche**, junto con las comidas hasta que hayan desaparecido las molestias de la acidez estomacal.

CONSEJOS PARA EVITAR LA ACIDEZ

- **Trate de no comer alimentos ricos en grasas**

  Se sabe que esta produce una hormona que debilita la válvula esofágica, permitiendo que los ácidos del estómago suban hacia el esófago y lo dañen.

- **Disminuya la cantidad de comida que se sirve:**

  El ingerir mucha comida, hará que se produzca una gran cantidad de jugos gástricos lo que provocará la desagradable acidez estomacal. Es preferible que coma varias veces al día pero menos cantidades. Lo que ayuda a esto es servir la comida en **platos chicos**, además le permitirá **bajar de peso**.

- **Coma por lo menos 3 horas antes de irse a dormir:**

  El acostarse recién después de haber comido, facilita que los jugos gástricos puedan subir hacia el esófago y producir acidez, además de que no podrá dormir y descansar.

- **Disminuya la ingesta de café y sodas con gas:**

  Algunos ingredientes que contienen el café y las sodas carbonatadas, pueden hacer que se produzcan más ácidos en el estómago. También los jugos de frutas cítricas como jugo de limón, jugo de naranja, cerveza y jitomates (tomates) pueden provocar estos síntomas.

- **Condimentos y chocolates:**

  Si Ud. sabe, y se ha dado cuenta, que al ponerle la salsa verde y el rico chilito, a los taquitos y sabrosos guisos con que se deleita a las horas de las comidas, la desagradable agrura lo ataca casi de inmediato . . . deje de comerlos. O cómalos moderadamente ya

ERNESTO R. HASSAN

que estos condimentos aumentan la acidez estomacal. También el chocolate produce agruras, al dejar de comerlo no solo se sentirá mejor sino que también . . . bajará de peso.

- **Alcohol y Tabaco:**
  Es casi seguro que al beber alcohol en la noche, sufrirá un ataque de acidez, además si Ud. fuma, será peor aún, ya que el tabaco debilita los músculos del esófago permitiendo que los molestos jugos gástricos suban, atacando las paredes de este y produciendo esa acidez que parece quemarle por dentro. Haciendo una recapitulación de todo esto, la solución a esta molesta dolencia está en sus manos. El comer sanamente no solo lo ayudará a sentirse aliviado de ese malestar como es la acidez estomacal, sino que también lo hará disminuir algunas libras y verse mejor ante el espejo y frente a sus amigos y amigas.

ANDROPAUSIA (MENOPAUSIA MASCULINA)

QUÉ ES Y QUÉ CAUSA LA ANDROPAUSIA

CUANDO VAMOS A visitar al médico y le relatamos esos síntomas que empezamos a padecer cuando nos acercarnos al medio siglo de edad, que ya no sentimos la misma energía que sentíamos antes de los 40, nuestra mente ya no está tan ágil y despierta como cuando éramos más jóvenes, empezamos a acumular grasa más de la cuenta en la panza, nos empiezan a molestar por la papada, somos menos impetuosos incluso en los momentos en que . . . hay que demostrarlo . . . !!!!, hasta nos duelen todos los músculos al levantarnos en la mañana . . . pero lo más trágico y terrible de toda esta situación, aunque hagamos lo posible por ocultarlo es que . . . nos empiezan a crecer los pechos !!!! Si . . . lo que están leyendo . . . (Esto se denomina por los médicos ginecomastia), mientras más viejos y gordos . . . más pechugones nos ponemos . . .

Después de examinarnos, el médico nos mira y nos pregunta . . . . ¿Y que esperaba Ud. mi amigo? acuérdese de que ya cumplió los 50 y tantos. Esto es normal, ya que con la edad, el hombre deja de producir una hormona llamada **testosterona**. Esta es la culpable de tanto desorden en nuestro cuerpo. Se cae el pelo que teníamos en nuestro cuero cabelludo, empiezan a salir pelos en donde nunca antes tuvimos, se ponen mas pobladas de pelos las cejas, incluso salen en las orejas y empezamos cada día más a parecer hombres lobos, los hombros y la espalda también se llenan de pelos, pero en las pantorrillas se nos empiezan a caer.. !! Tenemos que empezar a cortarnos los pelos que se asoman por la nariz . . . es un verdadero desastre.

Según los médicos, este cambio en el hombre, puede ser tan serio y dramático al igual que en las mujeres que se ven enfrentadas a la menopausia. Algunos médicos llaman a este período de edad **zona gris**. Esto se produce por diversas causas como enfermedades propias de la edad, obesidad, alimentación, situaciones de stress, deterioro de la salud, y el envejecimiento celular de todo el organismo. Todo esto tiene como consecuencia directa, la **alteración** de las señales que la **glándula pituitaria**, (ubicada justo al medio y en el centro del cerebro), envía a las **gónadas masculinas** (testículos), y esto tiene por consecuencia la disminución de la producción de testosterona. Cuando disminuyen los niveles de esta hormona masculina, todos los sistemas del organismo se ven afectados, sistema nervioso, circulatorio, respiratorio, corazón, músculos, articulaciones, cerebro y por supuesto el deseo sexual también se ve afectado en forma dramáticamente importante.

Uno de los consejos que dan los médicos, es que empezando los 40, los hombres deberíamos hacernos un examen de medición de los niveles de testosterona, para tener una **medida base**. Después cada 2 años, deberíamos chequearnos esta medida para saber con exactitud cuanto ha disminuido nuestra testosterona. Las terapias para nivelar la cantidad de testosterona en nuestro organismo, son variadas, como por ejemplo: testosterona en forma de crema o gel, también existe una presentación sublingual, en forma de parches dérmicos, inyectable etc. Claro está que para conseguir todos estos medicamentos, necesitamos receta médica estricta.

La única manera de mantener bajo control la menopausia masculina **(andropausia)**, es combinar varias medidas, las que juntas nos ayudarán a resistir como verdaderos hombres y machos que somos. Una terrible verdad investigada por los médicos es que todos los hombres con sobrepeso tienen una **MAYOR** disminución de testosterona y una mayor cantidad de **estrógenos** (hormonas femeninas . . . es por eso que a los gordos le crecen las pechugas . . . !!!) La grasa hace que nuestro cuerpo fabrique menos testosterona.

Cuando disminuye el nivel de testosterona, los músculos se debilitan y no pueden quemar la grasa en exceso, por lo tanto el engordar más de la cuenta, lleva a tener un sobrepeso mayor y disminuye aún más la testosterona. El único remedio para este estado calamitoso es . . . **ejercicio.** !!!!! Hacer ejercicio ayudará a disminuir el porcentaje de grasa de nuestro cuerpo por lo tanto también influirá en la subida de la testosterona y la disminución del estrógeno.

> **La enzima que convierte la testosterona en estrógeno se denomina aromatasa.**

Caminar rápido durante **20 minutos, 3 veces a la semana** lo podrá ayudar a mantener bajos los niveles de grasa corporal. En la medida en que Ud. baja de peso, empezarán a aumentar sus niveles de testosterona y a disminuir los de estrógenos. Con esto también empezarán a desaparecer varios síntomas de la menopausia masculina. Obviamente también se cuidará en la alimentación, ya que si sigue comiendo como un cavernario, **aunque haga ejercicio**, nunca disminuirá de peso.

DESACTIVACIÓN DE LA FUNCIÓN DE LA AROMATASA.

Como leyó anteriormente, la **aromatasa** es la causante de que la testosterona se transforme en estrógeno. ¿Como podemos lograr anular la acción de esta? En forma tan sencilla como es la administración de un mineral llamado

zinc. Junto con la alimentación sana, incluirá un suplemento de zinc. Se recomiendan **100 miligramos de zinc al día**, o sea en la mañana, junto al **desayuno se tomarán 50 mg. y en la cena otros 50 mg.** Se debe tomar esta dosis hasta que se vea una mejoría sustancial de los síntomas, o sea por 1 o 2 meses por lo menos. Después de este período de tiempo, podrá disminuir la dosis a entre **30 y 50 miligramos diarios**, divididos en 2 tomas.

- **Consuma altas dosis de Vitamina C.** La **baja cantidad de vitamina C en el organismo**, contribuye a que los niveles de aromatasa sean altos, con lo cual se facilita la acción de disminución de testosterona en el organismo, con los resultados y consecuencias conocidas por todos. Se recomienda tomar entre **1000 a 3000 mg. de vitamina C** al día, por un lapso de por lo menos 1 a 2 meses. Después de este tiempo, disminuya a entre **500 mg. a 1000 mg. al día.**

- **Fortalezca su organismo con un suplemento vitamínico potente** Se recomienda tomar un suplemento de minerales y vitaminas que cumplan o excedan las cantidades diarias recomendadas, además que contengan antioxidantes tales como **beta caroteno y vitamina E**, para desactivar los radicales libres los cuales son moléculas que destruyen las células y hacen que el organismo envejezca con la edad.

- **Verduras que contienen indol.** El **indol**, es un compuesto que ayuda a descomponer el estrógeno con excelente eficacia, y evita que se acumule en el organismo y no logre destruir la testosterona. Las verduras que al partirlas presentan **una forma de cruz** (crucíferas), como **la coliflor, el repollo común, el repollito de Bruselas y el brócoli**, contienen esta sustancia que nos ayudará en el combate de la menopausia masculina.

Obviamente se recomienda su consumo por lo menos **3 a 4 veces a la semana**. Se entiende que la mejor forma de consumir esta sustancia llamada **indol**, es a través de las verduras frescas, sabemos también que hay personas que no soportan comer este tipo de vegetales, por lo tanto recomendamos consumir indol contenido en algún suplemento vitamínico. Solo siga las instrucciones de la etiqueta.

- **Consuma soya.** La **soya**, este frijol ampliamente conocido, contiene una sustancia química llamada **isoflavona** (isoflavonoides), la cual ayuda al hígado a procesar y a excretar el estrógeno excedente y con esto se incrementa el nivel de testosterona en la sangre y por ende Ud. se sentirá mucho mejor.

Se recomienda beber 1 taza de leche de soya al día o acompañar los cereales al desayuno con la misma. Si no le agrada la leche de soya, puede consumirla en algún suplemento que contenga entre **30 a 50 mg de isoflavonas** (isoflavonoides) siguiendo las instrucciones de la etiqueta.

- **Si le gusta comer toronja (pomelo) . . . deje de hacerlo.** La toronja tiene la propiedad de bloquear la descomposición del estrógeno en el hígado, entonces al no poder disminuir el nivel de estrógeno en el organismo, este disminuirá la testosterona con los nefastos resultados de los cuales ya hemos hablado.

- **Y también olvídese del alcohol.** El beber alcohol, para un paciente con menopausia masculina, tiene pésimos resultados para este, ya que se reducen los niveles de zinc y como ya vimos, este ayuda a que se mantenga un nivel adecuado de testosterona y también disminuye la eliminación del estrógeno del torrente sanguíneo.

ERNESTO R. HASSAN

DISMENORREA (MENSTRUACIÓN DOLOROSA)

QUÉ ES Y QUÉ CAUSA LA DISMENORREA

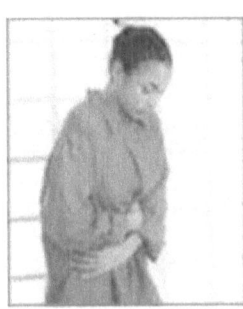 TODOS LOS MESES, millones de mujeres en todo el mundo, presentan esta alteración en su período menstrual. Esto se debe a la producción de unas sustancias inflamatorias, llamadas **prostaglandinas**. De estas sustancias hablamos extensamente en el capítulo de **"Inflamación"**

Se caracteriza por empezar con dolores pélvicos y abdominales intensos dolores lumbares, náuseas, mareos, vómitos, también cambios en el carácter, ansiedad, irritabilidad y depresión. Estos síntomas comienzan 1 o 2 días antes de que empiece el flujo menstrual. En pleno período, junto al flujo, se suelen expulsar coágulos o moldes endometriales (**endometrio: capa que recubre el útero**). Esta alteración se presenta en adolescentes entre los 6 a 12 meses después de su primera regla (**menarquia**)

CLASIFICACIONES POR EDAD

- **Dismenorrea Primaria**: Presentada en adolescentes y mujeres jóvenes.
- **Dismenorrea Secundaria**: Presente en mujeres mayores.

CLASIFICACIÓN POR SEVERIDAD:

- **Grado 0:** Menstruación indolora sin alteración en la rutina diaria.
- **Grado 1:** Menstruación dolorosa, la cual no inhibe la actividad normal, dolor leve. Algún analgésico es necesario.
- **Grado 2:** Dolor moderado. Afecta la actividad diaria. Uso de antiinflmatorios y analgésicos requeridos, para poder realizar actividades.
- **Grado 3:** Actividad diaria completamente afectada, dolor muy severo, efecto disminuido de los analgésicos y antiinflamatorios. Se presentan síntomas como: cefaleas, vómitos, fatiga y diarrea.
- **Grado 4:** Se presentan los mismos síntomas del grado 3, además de alucinaciones.

TRATAMIENTOS TRADICIONALES

Normalmente se recomiendan los **AINES** (Anti Inflamatorios No Esteroidales) tradicionales como el ibuprofeno y naproxeno. También existen combinaciones de analgésicos asociados a antiespasmódicos, los cuales son también de venta libre. Una de las precauciones que hay que tomar cuando se consumen estos medicamentos es no abusar de las dosis, ya que por su efecto anticoagulante pueden complicar o prolongar el flujo menstrual. Otro tratamiento para regular el desorden hormonal es el uso de anticonceptivos orales. El ejercicio como caminar, ayuda a disminuir estos síntomas.

La **Dismenorrea Primaria**, permanece toda la vida de la mujer. Esta a veces puede disminuir con los embarazos y la edad. Según las estadísticas, entre el 30% y el 50% de las mujeres sufren de **dismenorrea primaria**. También se ha comprobado que es hereditaria.

ERNESTO R. HASSAN

La **Dismenorrea Secundaria**, suele aparecer en mujeres mayores de 30 años y generalmente es a consecuencias de enfermedades como fibromas o endometriosis.

Según los especialistas en **Medicina Natural y Alternativa**, en esta afección estarían comprometidos factores nutricionales que hacen que se estimule la producción de prostaglandinas tipo 2, que en el fondo son las responsables de la inflamación y alteraciones orgánicas. Al poder disminuir estos factores se ha visto que es posible reducir entre un 30% y un 50%, la intensidad de los dolores y complicaciones presentes en la **dismenorrea**, además de lograr un incremento en el efecto analgésico en los casos en que sean requeridos estos. De acuerdo a lo expresado por los estudiosos en el tema de la Medicina Natural, la grasa que consumen las mujeres que sufren de este problema, es un factor determinante en el proceso inflamatorio. Por un lado están recibiendo medicamentos para disminuir el dolor y la inflamación, pero por el otro están consumiendo carnes rojas, productos derivados de la leche, aceite de frutos de palma, (un aceite muy común en los alimentos procesados), productos ricos en sustancias inflamatorias. Al eliminar la ingesta de este tipo de productos y reemplazarlos por legumbres, frutas, cereales integrales, aceite de oliva, frutos secos, pescados silvestres (**wild o silvestre**) son dos factores claves para aliviar y reducir la inflamación causada por la dismenorrea. Estudios realizados en países latinoamericanos y en U. S. A., el **ausentismo escolar y laboral**, de adolescentes y mujeres jóvenes trabajadoras provocado por problemas relacionados con la dismenorrea, representa índices preocupantes.

TRATAMIENTOS NATURALES DE LA DISMENORREA

La **Medicina Tradicional China**, recomienda **valeriana**, como relajante general, **jengibre**, raíz reconocida como antiinflamatorio natural, **viburno** y **agripalma**, para restaurar la salud del útero. Se recomienda mezclar en partes iguales estas cuatro tinturas, y tomar dos cucharaditas de estas, dos veces al día, en los días de los dolores menstruales.

Una de las funciones del **ácido araquidónico**, es estimular la producción de prostaglandinas tipo 2 para que causen problemas dolorosos. Este ácido, presente (como ya lo hemos visto anteriormente) en el proceso de la inflamación, pero con la administración de ácidos grasos **omega 3, 6 y 9**, este queda atrapado intracelularmente y no puede ingresar al interior del tejido muscular liso del útero y provocar espasmos dolorosos. El aceite de semilla de borraja, semilla de lino y aceite de pescado, son fuentes naturales de ácidos grasos **omega 3, 6 y 9**, los que a su vez cumplen funciones como antiinflamatorios naturales, sin los efectos adversos que pueden provocar los **AINES**.

- **Niacina**
  Pertenece a la familia de las vitaminas **B**, y administrada junto a la vitamina **B6**, cumple un papel de vasodilatador de los vasos sanguíneos que llegan al útero, ayudan a una mejor oxigenación de este y todo el sistema reproductor, es decir **trompas y ovarios**.

Se recomienda la administración de entre 100 a 200 mg diarios, ojalá empezando 5 o más días **antes** de que comience el período menstrual.

- **Vitamina C**
  Esta vitamina tiene como función llevar nutrientes al útero y retirar desechos. Se ha comprobado que disminuye la fatiga y el decaimiento que acompañan a los trastornos dolorosos menstruales. Se recomiendan entre 500 a 3. 000 mg diarios, fundamentalmente en los días de más dolor.

- **Vitamina E**

  Está debidamente comprobado que la vitamina E ayuda a mejorar el balance hormonal, sobre todo en aquellos días del período. La paciente la puede tomar todos los días, ya que reúne otras propiedades también. La dosis indicada es entre 400 a 800 U. I. diarias.

- **Calcio**

  Este ayuda principalmente a tonificar y relajar los músculos uterinos y todos los otros que rodean la **matriz femenina**. Se recomienda el consumo de ensaladas de hojas verdes, como espinacas, acelgas, además de frijoles, semillas, frutos secos, los que entregan un gran aporte de calcio. Se recomienda tomar un suplemento de calcio de 800 mg. diarios.

- **Magnesio**

  Este mineral potencia la acción del calcio, mejorando su absorción. El magnesio también posee efectos intrínsecos como por ejemplo actuar como relajante muscular. Se recomienda una dosis de 400 mg al día.

CÁLCULOS RENALES

ALGUIEN QUE HAYA tenido la inolvidable y dolorosa experiencia de haber tenido un cálculo renal, sabe perfectamente que hará cualquier cosa a su alcance para no tener que pasar por esa horrible experiencia nuevamente.

QUÉ ES Y QUE CAUSA UN CÁLCULO RENAL

Se trata de la formación de una verdadera piedrita con aristas y puntas muy filosas que se componen principalmente de cristales de oxalato de calcio en un 70% a 80% de los casos. Solo un 10% están compuestos de ácido úrico y unos cuantos tipos más de otros compuestos menos comunes que el calcio y el ácido úrico.

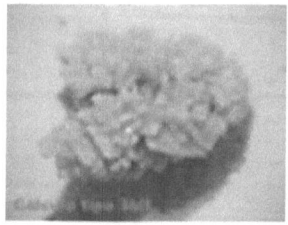

Figura: Fotografía de un cálculo renal

Estos al desplazarse desde el interior del riñón hacia los conductos que llevan la orina hacia la vejiga urinaria, a su paso por estos estrechos conductos, van desgarrando todas las finas paredes de estos y produciendo uno de los dolores más intolerables para el hombre que se conocen, tanto es así que al paciente dentro de su paroxismo de dolor se le producen vómitos y espasmos musculares difíciles de controlar.

Si el paciente logra recuperar el cálculo, después de orinar, se lo debe llevar a su médico para que este lo mande a analizar porque cada tipo requiere de un enfoque distinto para su prevención. Otra forma de saber de que tipo de cálculo se trata es analizar los sedimentos de orina, ya que pueden ser de **oxalato de calcio** o de **ácido úrico**. Una vez que se conozca su composición se indicará el tipo de tratamiento a seguir.

Una de las formas más comunes de poder retener estos sedimentos, es orinar dentro de un recipiente que esté cubierto con un paño o pañuelo blanco perfectamente limpio. Al mirarlo cuidadosamente, se verá una especie de arenilla que ha quedado en el paño y esto indica de que se están eliminando a través de la orina.

Ataque agudo

El ataque de dolor por un cálculo renal empieza cuando este comienza a desplazarse por los conductos renales. Uno o incluso varios días antes de que se presente el cuadro de dolor agudo e intenso, el paciente comienza a sentir un pequeño malestar en la zona lumbar de la espalda o a un costado bajo las costillas. También hay molestias al orinar y después de hacerlo, el paciente se queda con la sensación de que no salió toda la orina que tenía que expulsar.

Puede que estos síntomas ya no se presenten por algún tiempo pero luego empezará un dolor que se irá intensificando hasta que se produce el ataque. En intensidad, según lo relatado por pacientes que han sufrido esta terrible experiencia es en escala de 1 a 10 comenzando por 1 y subiendo gradualmente hasta alcanzar la escala 10. Durante todo el tiempo que dura este ataque, el paciente comienza a sudar frío, y también conforme aumenta el dolor, también aparecen las náuseas y vómitos muchas veces acompañados de fiebre moderada.

MEDICINA NATURAL PARA LOS CÁLCULOS RENALES

Algunos médicos de Medicina Natural, recomiendan que cuando comience gradualmente a intensificarse el dolor realicen, el siguiente procedimiento de urgencia:

1. Llenar una bañera con agua lo más caliente que se pueda soportar sin quemarse obviamente, el paciente se meterá dentro y tomará algún analgésico antiinflamatorio como por ejemplo **ibuprofeno** o **naproxeno** y lo ideal es tomar 2 a 3 tabletas o colocarse algún supositorio antiespasmódico como Buscapina o **escopolamina**.

2. El paciente deberá beber grandes cantidades de líquido durante todo el proceso, desde que comienza el dolor, para que así pueda tener deseos de orinar ya que esto ayuda a que el cálculo pueda desplazarse y llegar a algún conducto que no sea tan estrecho y dejar de producir ese dolor desgarrante que se siente durante las etapas mayores (del 5 al 10).

3. En cuanto el paciente pueda ser llevado a algún centro de salud o sala de emergencias, deberán conducirlo para que sea evaluado por médicos y profesionales de la salud quienes le indicarán las medidas a tomar.

- **Compresas calientes de jengibre.**
1. Muela o pique una cantidad de jengibre que pueda caber en una mano.

2. Ponga a hervir agua en una cazuela u olla chica. Una vez hervida el agua, vierta el jengibre previamente aplastado o picado. En la misma agua hirviendo, meta un paño limpio o toalla pequeña para que se remoje también en esta agua y sáquela y exprímala suavemente para no sacarle toda el agua caliente.

3. Saque el jengibre de la olla después de haberlo tenido por lo menos 10 a 15 minutos remojando en el agua hirviendo y póngalo al centro de este paño o toalla pequeña y colóquelo sobre la zona en que el paciente le indica que siente más dolor. Casi siempre es en la espalda en la zona de los riñones y también a un costado bajo las costillas.

4. Aplique la compresa caliente varias veces hasta que el paciente empiece a sentir algún alivio.

5. El calor y la humedad, harán que se dilaten los conductos y el jengibre empezará a pasar a través de la piel y ejercer su efecto antiinflamatorio sobre los conductos que están siendo dañados por los cálculos que se están desplazando en aquella zona.

- **Cuide su alimentación**

  Casi todas las enfermedades se producen por una mala alimentación como por ejemplo las enfermedades cardíacas, degenerativas e incluso el cáncer. Una de las causas de la formación de los cálculos renales y biliares es una dieta rica en grasa, carnes rojas, poca ingesta de fibra como vegetales y frutas frescas, azúcares y harinas refinadas o blancas, grasas y aceites hidrogenados, leche de vaca y sus derivados.

  Recordemos que los cálculos renales se forman principalmente por oxalatos de calcio, por lo tanto los pacientes propensos a formarlos o que hayan sufrido un ataque de dolor por expulsión de alguna de estas afiladas y puntiagudas piedras, deberán también evitar poner en su alimentación vegetales de hojas verdes como son las espinacas, acelgas y hojas de betabel o remolacha, ya que son ricas en oxalatos. Es importante destacar que estas sustancias no son metabolizadas por el organismo y son directamente eliminadas a través de la orina.

- **Beba mucha agua pura**

  Al referirnos a beber agua pura, esta tendrá que ser de la que viene envasada o en galones, ya que la que recibimos a través de los ductos de la cocina, no es tratada ni purificada como por el **sistema de reverso osmosis doble**, que es el proceso de refinado que tienen que cumplir todas las aguas envasadas, y con esto evitamos de que se acumulen otras sales y minerales en el riñón las que pueden ayudar a empeorar la situación de formación de cálculos renales. Como mínimo se debe beber entre 2 a 4 litros de agua al día.

- **Barba de Maíz (cornsilk)**

  Con esta hierba que se ha comprobado que ayuda a disminuir el dolor y la fricción de los conductos renales, cuando el cálculo está pasando. Se puede tomar esta hierba en forma de cápsulas, líquido o en infusión.

- **Suplementos Vitamínicos y Minerales**

  Según los entendidos en la materia, minerales y vitaminas pueden ayudar en la prevención de la formación de cálculos en el riñón:

- **Calcio.**

  Por su propiedad de poder juntarse con los oxalatos, ayuda en la prevención de formación de cálculos renales. La dosis que se recomienda tomar diariamente de calcio es de 600 miligramos.

ERNESTO R. HASSAN

- **Vitamina D**

  Esta es fundamental para ayudar a la mejor absorción del calcio. La dosis diaria de Vitamina D será de 400 UI.

- **Magnesio**

  Se ha investigado que el magnesio ayuda enormemente a la no formación de cálculos renales y se debe administrar una dosis de 300 miligramos diariamente.

- **Vitamina B6**

  La vitamina B6 ayuda a la disminución en la formación y eliminación de oxalatos y la dosis que se debe administrar es de 100 miligramos al día.

CÁLCULOS BILIARES

QUÉ SON Y QUÉ CAUSAN LOS CÁLCULOS BILIARES

LA RESPUESTA ES la siguiente: Para emulsionar las grasas, el hígado produce una sustancia llamada **bilis**, la cual se almacena en una pequeña bolsita llamada vesicular biliar, y solo en el momento en que comemos **alimentos ricos en grasa**, ahí llegará la orden desde el cerebro a la vesícula biliar, para que esta se contraiga y lance hacia el intestino, la **bilis** que tiene almacenada. Así la grasa se transforma en gotitas muy pequeñas para poder ser metabolizada y digerida

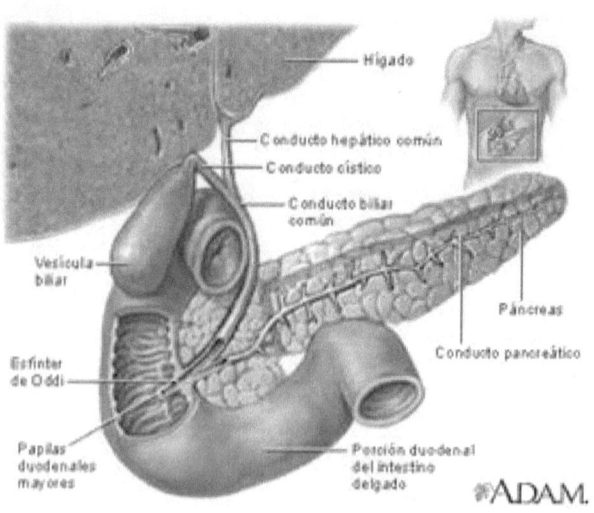

Figura: Vesícula biliar

> La bilis esta compuesta principalmente de 2 elementos: Bilirrubina y Biliverdina

Cada año se agregan a la larga cifra de más de 20 millones de norteamericanos que sufren de este problema, más de 1 millón de personas con cálculos biliares. más de 500. 000 de estos pacientes son sometidos a cirugía para extirpar la vesícula biliar, ya que esta es la **"solución"** más eficaz que se usa en la medicina convencional. De acuerdo a lo dicho por muchos médicos de medicina alternativa, posiblemente hasta un **85% de estas cirugías son innecesarias.** Solo un **15% de estos pacientes intervenidos** quirúrgicamente, han presentados cálculos muy grandes y peligrosos y ese fue el motivo por lo cual fueron a pabellón.

Ahora, ¿como se forman los "incómodos" cálculos biliares?

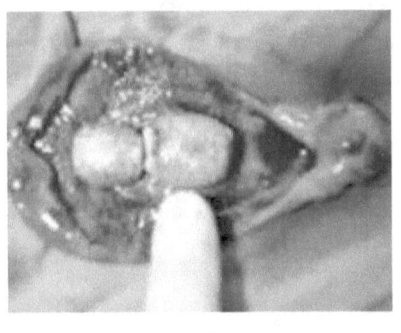

Cuando la bilis está almacenada en la vesícula biliar, esta puede llegar a concentrarse demasiado y volverse espesa, ahí se empiezan a formar verdaderas **"piedras"** de varios tamaños y formas, compuestos principalmente en un **80% de colesterol** y el otro **20 %de sales de calcio y bilirrubina.** Las personas con sobrepeso y obesas, tienen una mayor probabilidad de formar cálculos biliares que las personas delgadas, y esto se debería a que por cada libra de grasa, se producen 10 miligramos de colesterol. El tamaño de estos cálculos pueden ser del porte de un grano de arena y los más grandes, hasta de una pelota de golf.

¿Porqué causan dolor?

Los más grandes irritan e inflaman los conductos biliares que es por donde pasan en su camino hacia el intestino delgado, produciendo un dolor intenso y prolongado. La Medicina Natural y Alternativa, no puede disolver los cálculos biliares, pero si puede evitar que estos se hagan más grandes y dolorosos.

¿Que debe hacer un paciente que sufra de cálculos biliares?

Primeramente evitar una alimentación rica en grasas, para que así no tengamos que hacer "trabajar" a los adoloridos conductos biliares. Para esto deben dejar de consumir grasa saturadas como los derivados de la leche, carnes, manteca vegetal, aceite de coco, aceite de palma, y todos los aceites hidrogenados que se venden en el mercado, ya que estos hacen que la bilis se vuelva más concentrada, y también evitar las azúcares, y empezar a consumir alimentos ricos en fibras. Con todo esto se pueden detener los ataques causados por cálculos biliares, ya que con esta dieta la bilis se vuelve más líquida y menos espesa. Obviamente no podemos hacer de que se detenga la producción de bilis, ya que esta es una función natural del hígado, el cual la almacena en la vesícula biliar.

Lo segundo será consumir ácidos grasos del tipo de Omega 3, ya que estos ayudan a una mejor calidad de la bilis y evitando que se vuelva muy concentrada y además de ser antiinflamatorios naturales los cuales ayudarán a que los conductos biliares vuelvan a estar sanos y normales. Estos ácidos grasos esenciales se encuentran en el aceite de semilla de lino, aceite de oliva, aceite de semilla de borraja (borage oil), aceite de semilla de prímula nocturna, por nombrar algunos, y principalmente en el pescado silvestre (wild en inglés) **y no en el pescado criado en granjas** (farm raised en inglés).

Un tercer paso será consumir muchas frutas y verduras diariamente, además de cereales, frijoles, frutas secas y semillas, ya que esta parte no digerible de estas no contienen **colesterol**, además de mejorar su digestión, y recordemos que los cálculos biliares en un 80% están compuestos de colesterol. Beba mucha agua pura, por lo menos 2 litros al día. Ayudará a diluir más su bilis. No coma azúcar refinada ya que está comprobado de que produce inflamación de los conductos biliares (y de todo el organismo), ni tampoco alimentos azucarados como, galletas, pasteles, cakes etc.

LAVADO DE LA VESICULA BILIAR

Dá excelentes resultados en pacientes con cálculos biliares pequeños. Se realiza de la siguiente forma:

1. Una hora y media antes de irse a la cama, tome una taza, llénela hasta **la mitad con aceite de oliva** y un **cuarto de taza de jugo de limón** recién exprimido
2. Revuelva esta mezcla y tómesela de un sorbo.
3. Luego tome un laxante llamado **cáscara sagrada** siguiendo las instrucciones del frasco (por lo general una o dos cápsulas o tabletas).
4. Recuéstese sobre su lado derecho durante 30 minutos y luego métase a la cama.
5. En la mañana revise si su materia fecal presenta pequeños cálculos de color verde, deben ser muchos, así sabrá que el lavado de la vesícula biliar resultó un éxito.
6. Repita este procedimiento por 2 o 3 días más.

Recapitulando lo antes escrito, la principal medida para recuperarse de los malestares causados por un **"ataque a la vesícula"**, será dejar de comer alimentos ricos en grasa de cualquier tipo, o hacerlo en forma muy moderada. Tenemos que tener muy claro, que si no consumimos grasas, la vesícula no tiene que preocuparse de enviar bilis al intestino para realizar la emulsión de estas. Además podremos bajar de peso y si logramos este objetivo, todo nuestro organismo se volverá saludable, ya que la principal causa en la mayoría de las enfermedades es la **obesidad**.

APÉNDICE A—
MEDICINA COMPLEMENTARIA Y ALTERNATIVA

¿ESTÁ CONSIDERANDO UTILIZAR MEDICINA COMPLEMENTARIA Y ALTERNATIVA?

MILES DE PERSONAS en los Estados Unidos incorporan algún tipo de Medicina Complementaria y Alternativa en la atención de su salud. Como toda decisión relacionada con la salud, recurrir o no a la medicina complementaria y alternativa es una decisión muy importante. El Centro Nacional de Medicina Complementaria y Alternativa (NCCAM, por sus siglas en inglés) ha elaborado esta hoja informativa para ayudarlo a tomar decisiones sobre la medicina complementaria y alternativa. La hoja incluye una sección con las preguntas más frecuentes, asuntos a tomar en cuenta y recursos que le brindarán información adicional.

Puntos clave

- Hágase cargo de su salud convirtiéndose en un consumidor informado. Averigüe y tome en cuenta cuáles son los estudios científicos que se han realizado para explicar la inocuidad y la eficacia del tratamiento de medicina complementaria y alternativa que le interesa. Antes de tomar una decisión hable con su proveedor de atención de salud.

- Si decide utilizar una terapia de medicina complementaria y alternativa suministrada por un profesional, por ejemplo acupuntura o atención quiropráctica, seleccione cuidadosamente al profesional.

- Si decide usar un suplemento dietético, como un producto a base de hierbas, pregunte sobre posibles efectos secundarios o interacciones con los medicamentos u otros suplementos dietéticos que esté tomando.

- Informe a todos los profesionales que lo atienden sobre cualquier tipo de terapia de medicina complementaria y alternativa que usted utiliza. Explique con detalle todo lo que hace para cuidar su salud. Esto permite una atención de salud coherente y segura.

¿Qué es la medicina complementaria y alternativa?

La medicina complementaria y alternativa es un conjunto de sistemas, prácticas y productos que usualmente no se consideran parte de la medicina convencional. La medicina convencional es la medicina que practican los profesionales que tienen título de M.D. (Doctor en Medicina), o .O.D (Doctor en Osteopatias) y otros profesionales de la salud asociados, como fisioterapeutas, psicólogos y enfermeras tituladas. La medicina integral suele combinar tratamientos de la medicina convencional y de la medicina complementaria y alternativa, para los cuales existen pruebas de inocuidad y eficacia.

¿Cómo puedo obtener información confiable sobre una terapia de medicina complementaria y alternativa?

Es importante conocer lo que los estudios científicos han determinado con respecto a la terapia que usted está considerando. Es mejor tomar una decisión sobre la base de información que elegir una terapia sencillamente porque vió algo en un aviso publicitario o en un sitio Web, o porque algunas personas le dijeron que a ellas les dió resultados buenos. (Para recibir consejos sobre cómo evaluar la información en un sitio de Internet, vea la hoja informativa de NCCAM Cómo evaluar recursos de salud publicados en Internet.)

Comprender las posibles ventajas y desventajas de la terapia y las pruebas científicas es vital para su salud y seguridad. La investigación científica sobre muchas terapias de medicina complementaria y alternativa es relativamente nueva, de manera que este tipo de información tal vez no esté disponible para cada terapia. No obstante, se encuentran en marcha muchos estudios, incluidos aquellos que el NCCAM respalda, y nuestro conocimiento y comprensión de este tipo de medicina aumentan constantemente. A continuación se mencionan algunas formas de encontrar información fidedigna.

- Hable con su médico o con otros proveedores de atención de salud. Infórmeles sobre la terapia que está considerando y haga cualquier pregunta que tenga sobre inocuidad, eficacia o interacciones con medicamentos (recetados o de venta libre) u otros suplementos dietéticos. Tal vez conozcan la terapia y puedan asesorarlo sobre su inocuidad y uso.

- Visite el sitio Web del NCCAM (nccam.nih.gov). En la página "Información sobre salud" podrá informarse sobre terapias de medicina complementaria y alternativa, además de enlaces para llegar a otras fuentes de datos en línea. También le indica cómo comunicarse con el Centro de Información del NCCAM, que cuenta con especialistas en información que lo ayudarán a buscar bibliografía médica examinada por homólogos y sugerir publicaciones del NCCAM que puedan serle útiles.

- Visite la biblioteca de su vecindario o una biblioteca médica. Pida al bibliotecario de la sección de referencias que lo ayude a encontrar libros y revistas científicas con información sobre la terapia que le interesa.

¿Son inocuas las terapias de medicina complementaria y alternativa? ¿Cómo puedo reducir al mínimo los riesgos de una terapia de medicina complementaria y alternativa?

Al igual que cualquier otro tratamiento médico, las terapias de medicina complementaria y alternativa podrían ser peligrosas. Los riesgos dependerán de la terapia. Cada tratamiento debe evaluarse individualmente. Sin embargo, si usted está considerando someterse a una terapia de este tipo, las siguientes sugerencias generales le ayudarán a pensar en su seguridad y a reducir los riesgos en todo lo posible.

- Hágase cargo de su salud convirtiéndose en un consumidor informado. Infórmese sobre los datos científicos con respecto a la inocuidad de cualquier terapia y si funciona.

- Tenga presente que cada persona responde en forma distinta, ya sea que se trate de medicina convencional o de una terapia de medicina complementaria y alternativa. La manera en que una persona puede responder a una terapia de medicina complementaria y alternativa depende de muchos factores, incluida la condición de salud de la persona, la manera en que se utiliza la terapia o la confianza que la persona tenga en el tratamiento.

- No se olvide que "natural" no significa necesariamente "seguro". Por ejemplo, piense en los hongos que crecen de manera silvestre: algunos son inocuos para el consumo mientras que otros no.

- Infórmese sobre los factores que influyen en la inocuidad. En el caso de las terapias de medicina complementaria y alternativa administradas por un profesional de la materia, la capacitación, los conocimientos y la experiencia del profesional influyen en su inocuidad. En el caso de los productos como un suplemento dietético, los ingredientes específicos y la calidad del proceso de manufactura son factores importantes.

- Si decide utilizar una terapia de medicina complementaria y alternativa suministrada por un profesional, seleccione cuidadosamente al profesional.

- Si decide usar un suplemento dietético, como un producto a base de hierbas, tenga en cuenta que algunos productos pueden interactuar con los medicamentos (con receta médica o de venta libre) u otro suplemento dietético, mientras que otros pueden causar efectos secundarios por sí solos. (Para obtener más información, lea la hoja informativa del NCCAM Uso adecuado de los suplementos dietéticos.)

- Informe a todos los profesionales que lo atienden sobre cualquier tipo de terapia de medicina complementaria y alternativa que usted utiliza. Explique con detalle todo lo que hace para cuidar su salud. Esto permite una atención de salud coherente y segura. Si desea recibir consejos para hablar acerca de la medicina complementaria y alternativa con su profesional de la salud, visite nccam.nih.gov/timetotalk/enespanol.htm

¿Cómo puedo determinar si las declaraciones sobre la eficacia de una terapia de medicina complementaria o alternativa son verdaderas?

Las declaraciones que los fabricantes o proveedores de medicina complementaria y alternativa emiten sobre la eficacia de una terapia y otros beneficios pueden parecer razonables y prometedoras. No obstante, pueden estar respaldadas o no por datos científicos. Antes de comenzar a utilizar un tratamiento de medicina complementaria y alternativa, es una buena idea formularse las siguientes preguntas:

- ¿Existen datos científicos (no sólo historias personales) para respaldar las afirmaciones?
- ¿Tiene el gobierno federal algo que informar sobre la terapia?
  - º Visite el sitio Web del NCCAM o comuníquese con el Centro de Información del NCCAM para averiguar si el NCCAM tiene información sobre la terapia.
  - º Visite el sitio de la Administración de Alimentos y Medicamentos (FDA, por sus siglas en inglés) en Internet, www.fda.gov, para determinar si existe alguna información sobre el producto o la práctica en cuestión. Podrá encontrar información sobre suplementos dietéticos en el sitio Web del Centro de Seguridad de Alimentos y Nutrición Aplicada de la FDA en www.cfsan.fda.gov. O visite la página Web de la FDA sobre productos retirados del mercado y advertencias sobre la seguridad en www.fda.gov/opacom/7alerts.html.
  - º Visite el sitio de la Comisión Federal de Comercio (FTC, por sus siglas en inglés) en www.ftc.gov para ver si existen informes sobre medidas iniciadas a causa de publicidad engañosa relacionadas con dicha terapia. Además, podrá visitar el sitio Web de Información al Consumidor sobre Dietas, Salud y Estado Físico en www.ftc.gov/bcp/menus/consumer/health.shtm.

- ¿Cómo describe el fabricante o quien presta los servicios la terapia?
  - º Desconfíe de términos como "descubrimiento científico", "cura milagrosa", "ingrediente secreto" o "remedio ancestral".
  - º Si el producto se recomienda como "una cura rápida" que se aleja de investigaciones anteriores, recuerde que la ciencia suele avanzar poco a poco a lo largo de los años y lleva tiempo establecer pruebas fidedignas.

ERNESTO R. HASSAN

o   Recuerde: si algo suena demasiado bueno para ser real, es probable que no lo sea. Por ejemplo, desconfíe de las declaraciones de que una terapia cura una enfermedad o sirve para muchos trastornos de salud diferentes.

¿Se prueban las terapias de medicina complementaria y alternativa para determinar si dan resultado bueno?

Aunque ciertos datos científicos indican la eficacia de algunas terapias de medicina complementaria y alternativa, en la mayoría de los casos hay preguntas clave que aún quedan por responder mediante estudios científicos bien diseñados, preguntas sobre el funcionamiento y la eficacia para las enfermedades o afecciones médicas para las cuales se utilizan. Por ser el principal organismo del gobierno federal para la investigación científica de la medicina complementaria y alternativa, el NCCAM apoya estudios para responder a estas preguntas y determinar quiénes podrían beneficiarse más del uso de determinadas terapias.

Estoy interesado en un tratamiento con terapia de medicina complementaria o alternativa con un profesional. ¿Cómo selecciono al profesional?

Su proveedor de servicios de salud o el personal del hospital local podrían recomendarle a un profesional. Es posible que la organización que agrupa al tipo de profesional que usted busca tenga información valiosa sobre la profesión, como la certificación y los requisitos de capacitación. Muchos estados cuentan con organismos reguladores o juntas de licenciamiento para ciertos tipos de profesionales. Tal vez puedan ayudarlo a localizar profesionales en su zona. La hoja informativa del NCCAM La elección de un profesional de medicina complementaria y alternativa ofrece más sugerencias.

¿Ofrece el NCCAM tratamiento o envía a los interesados a algún profesional?

El NCCAM no brinda tratamientos de medicina complementaria y alternativa ni servicios de envío a consulta o localización de profesionales. La misión del NCCAM es explorar las prácticas de medicina complementaria y alternativa por medio de métodos científicos rigurosos y crear una base de pruebas sobre la inocuidad y eficacia de estas prácticas.

¿Puedo participar en un estudio clínico de investigación sobre medicina complementaria y alternativa?

El NCCAM financia estudios clínicos (estudios de investigación en personas) sobre terapias de medicina complementaria y alternativa. Los estudios clínicos sobre medicina complementaria y alternativa se llevan a cabo en muchos lugares del mundo y se necesitan participantes. Consulte la hoja informativa del NCCAM Clinical Trials and CAM (en inglés) a fin de obtener información adicional. Si desea encontrar estudios que buscan participantes, visite el sitio Web nccam.nih.gov/research/clinicaltrials. Puede realizar una búsqueda en este sitio por el tipo de terapia en estudio o por enfermedad o afección. Si no tiene acceso a Internet, comuníquese con el Centro de Información del NCCAM para obtener información.

Para obtener más información
Centro de Información del NCCAM

El Centro de Información del NCCAM ofrece información sobre la medicina complementaria y alternativa y el NCCAM, que incluye publicaciones y búsquedas en bases de datos federales de bibliografía médica y científica. El Centro de Información no brinda consejos médicos, ni recomendaciones sobre tratamientos ni servicios de envío a consulta o localización de profesionales. Llamada gratis en los Estados Unidos: 1-888-644-6226 TTY (para sordos y personas con dificultades auditivas): 1-866-464-3615 Sitio Web del NCCAM: nccam.nih.gov Correo electrónico: info@nccam.nih.gov **Oficina de Suplementos Dietéticos (ODS, por sus siglas en inglés), NIH**

La ODS procura consolidar los conocimientos y la información acerca de los suplementos dietéticos. Para ello, evalúa la información científica, apoya la investigación, difunde los resultados de tales investigaciones y educa al público. Sus recursos incluyen publicaciones y la base de datos Información Bibliográfica Internacional sobre Suplementos Dietéticos (IBIDS, por sus siglas en inglés) en Internet.

Sitio Web: www.ods.od.nih.gov Correo electrónico: ods@nih.gov

MedlinePlus de la Biblioteca Nacional de Medicina (NLM, por sus siglas en inglés)

Con el propósito de suministrar recursos que ayuden a contestar preguntas sobre la salud, MedlinePlus recopila información fidedigna proveniente de los NIH, de otros organismos gubernamentales y de organizaciones relacionadas con la salud.

Sitio Web: www.medlineplus.gov

PubMed®

Un servicio de la Biblioteca Nacional de Medicina (NLM, por sus siglas en inglés) PubMed es una base de datos que contiene información sobre publicaciones y, en la mayoría de los casos, resúmenes breves (extractos) de artículos de revistas científicas y médicas. Medicina complementaria y alternativa en PubMed es una base de datos elaborada por el NCCAM y la NLM que forma parte del sistema de PubMed, pero se concentra en el tema de medicina complementaria y alternativa.

Sitio Web: www.ncbi.nlm.nih.gov/sites/entrez

Medicina complementaria y alternativa en PubMed: http://nccam. nih.gov/research/camonpubmed/

Administración de Alimentos y Medicamentos de los Estados Unidos (FDA, por sus siglas en inglés)

La FDA supervisa la seguridad de muchos productos, tales como alimentos, medicamentos, suplementos dietéticos, dispositivos médicos y cosméticos.

Sitio Web: www.fda.gov

Llamada gratis en los Estados Unidos: 1-888-463-6332

Comisión Federal de Comercio (FTC, por sus siglas en inglés)

La FTC es una entidad federal encargada de proteger al público frente a prácticas comerciales fraudulentas, engañosas y desleales. Un área clave de su labor consiste en la reglamentación de la publicidad (excepto la relacionada con medicamentos con receta y dispositivos médicos).

Sitio Web: www.ftc.gov

Llamada gratis en los Estados Unidos: 1-877-382-4357

Esta publicación es del dominio público y no está protegida por derechos de autor. Se promueve la reproducción de la misma.

Institutos Nacionales de la Salud (NIH)

Departamento de Salud y Servicios Humanos de los Estados Unidos (HHS)

D362

Traducción: diciembre 2002 Actualización: mayo 2009

BIBLIOGRAFÍA

-Comidas Que Combaten El Dolor.
Dr. Neal D. Barnard

-Alimentos para la vida.
Dr. Neal D. Barnard

-Viva Largamente Comiendo Correctamente.
Dr. Neal D. Barnard

-Rompiendo la Seducción de los Alimentos
Dr. Neal D. Barnard
Profesor Asociado Adjunto de Medicina.
Facultad de Medicina Universidad George Washington.
Presidente del Comité de Médicos para la Medicina Responsable

-Gane La Guerra Interna
Dr. Floy H. Chilton
Ex Profesor de la Facultad de Medicina de la Universidad
John Hopkins.
Profesor Titular. Dpto. de Farmacología y Fisiología.
Escuela de Medicina Universidad Wake Forest

-Curas Alternativas
Bill Gottlieb

-Remedios caseros Curativos
Joan & Lydia Wilen

-Yo Cure Mi Artritis
Margie Garrison

-Artritis Rx.
Dr. Vijad Vad
Experto en Medicina del Deporte
Hospital de Cirugías Especiales de New York Profesor Auxiliar de Medicina
de Rehabilitación Facultad de Medicina Weill
Universidad Cornell de New York

Author's photo

ACERCA DEL AUTOR

E RNESTO R. HASSAN nació en Santiago de Chile en abril del 1956. Completó sus estudios en Santiago y desde los 21 años laboró con diferentes compañías farmacéuticas como Parke-Davis, Boehringer Ingelheim, Pfizer, Glaxo y luego se convirtió en Especialista de Productos respiratorios para la farmacéutica internacional Merck. Con Merck estuvo hasta el 2002. Su desempeño principal fue de Representante Médico en casi todas las zonas del país.

Después de 25 años de experiencia en Chile, se radicó en Texas, donde vive actualmente con dos de tres hijos y con su esposa, quien ha sido una persona muy importante en su vida. En años recientes ha padecido de varias afecciones inflamatorias en las extremidades, en parte por sobrepeso, luego de haber llegado a los Estados Unidos de América. De ser una persona llena de vida y fuerte, llega a depender de un bastón para poder caminar y pararse.

Es a partir de estos sucesos que comienza a investigar en libros sobre Medicina Natural y Alternativa y es así como llega a motivarse a relatar su experiencia y compartir los hallazgos. Los resultados los probó en si mismo, luego de cambiar sus hábitos alimenticios, que es una parte importantísima de la terapia antiinflamatoria y analgésica. Luego de tan solo unos meses, dejó de necesitar el bastón.

Actualmente el autor se encuentra compilando muchas otras vivencias, experiencias e información con la intención de continuar comunicando las soluciones y alternativas de tratamientos para males y afecciones que tanto pueden aquejarlo a usted o a sus seres queridos.

ERNESTO R. HASSAN

www.ingramcontent.com/pod-product-compliance
Lightning Source LLC
Chambersburg PA
CBHW021005180526
45163CB00005B/1903